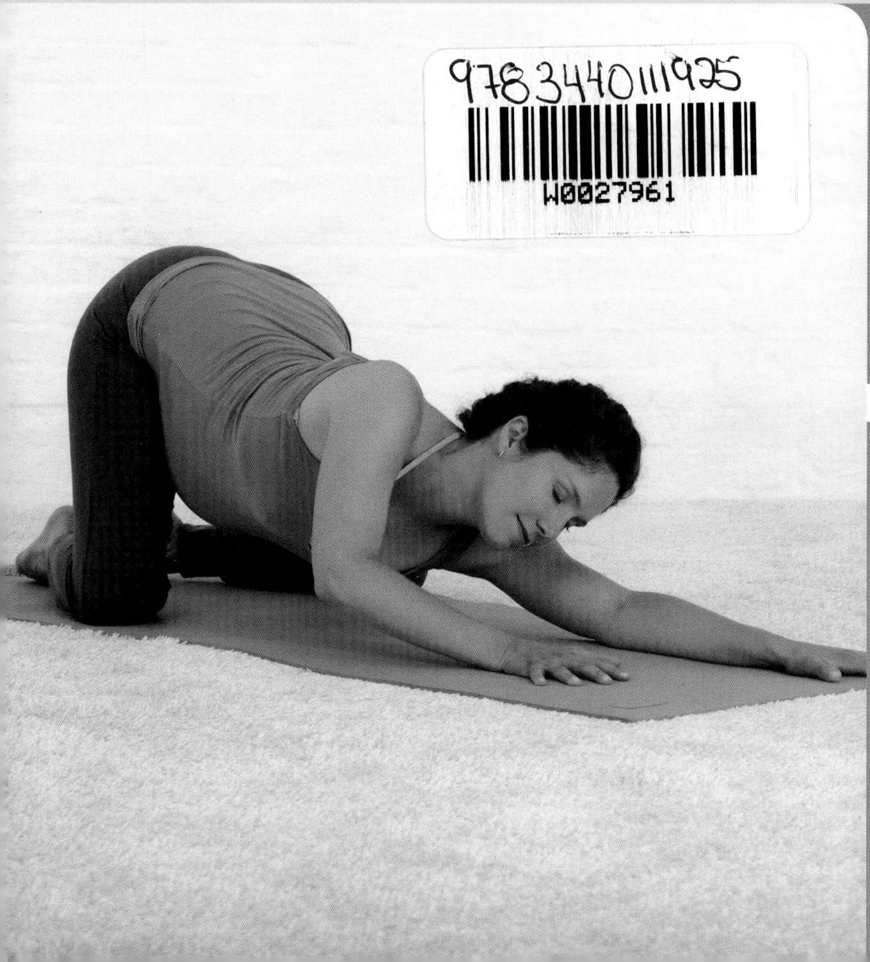

Ausgangsposition: Vierfüßlerstand

1. *Kommen Sie in den Vierfüßlerstand und schließen Sie die Augen. Lassen Sie den Atem kommen und gehen, wie er möchte.*
2. *Spüren Sie in Ihren Körper hinein und nehmen Sie wahr, wie er sich gerade, in diesem Moment, anfühlt. Sollten Sie ein Ungleichgewicht zwischen den beiden Körperhälften oder Verspannungen in einem Körperteil bemerken, benennen Sie diese im Stillen kurz, ohne sie zu bewerten.*
3. *Erspüren Sie, was Ihr Körper jetzt, in diesem Moment, tun möchte, welche Bewegungen sich für ihn gerade angenehm anfühlen könnten. Möchte er sich vielleicht genüsslich räkeln? Möchte sich Ihr Rücken beugen oder strecken? Möchten sich Ihre Arme und Beine vielleicht dehnen? Oder sehnen sich Ihre Schultern danach, vollständig loszulassen? Horchen Sie in sich hinein und lassen Sie in den nächsten Minuten Ihren Körper die Führung übernehmen. Geben Sie dabei allen Impulsen nach, die Sie gerade wahrnehmen können, und folgen Sie ihnen, falls sie sich im nächsten Augenblick verändern.*
4. *Wenn Ihr Körper schließlich nach Ruhe verlangt, fließen Sie ausatmend vom Vierfüßlerstand in die Kindposition und spüren Sie nach.*

Wirkungen

- Löst sanft Verspannungen.
- Vertieft das Körperbewusstsein.
- Stärkt das Vertrauen in die eigene Intuition.

Kontraindikationen

- Alle akuten, schmerzhaften Rückenbeschwerden: Üben Sie eine der beiden Varianten.
- Handgelenkprobleme: Gehen Sie auf die Fäuste oder benützen Sie Blöcke zum Abstützen.

Varianten

- Diese Übung kann auch im Sitzen oder Stehen durchgeführt und dadurch in jeder beliebigen Phase Ihrer Yogastunde eingebaut bzw. Ihrer momentanen Verfassung angepasst werden.
- Wenn Sie sich gerade innerlich angespannt fühlen, vertiefen Sie während der Übung Ihre Atmung und seufzen Sie aus tiefstem Herzen. Genießen Sie das intensive Gefühl, auf diese Weise für den Moment alle geistigen Beschäftigungen loslassen zu können. Oder kommen Sie ins Tönen: Atmen Sie dabei tief durch die Nase ein und tönen Sie mit der Ausatmung auf ein lang gezogenes „A" (siehe „Tönen", Karte 43).

Hinweise

- Mit Hilfe dieser Übung können Sie lernen, die Bedürfnisse Ihres Körpers immer besser zu erspüren und intuitiv auf sie zu reagieren. Diese Fähigkeit kann Ihnen nicht nur in Ihrer Schwangerschaft ein wertvoller Ratgeber sein, sondern auch während des Geburtsprozesses – denn sie versetzt Sie in die Lage, Ihrem Körper die Regie zu überlassen und die richtige Position für die Geburt Ihres Babys zu finden (siehe hierzu auch den Abschnitt „Intuition" im Begleitbuch, S. 16ff.).
- Wenn Ihre Knie empfindlich sind, legen Sie ein Kissen oder eine zusammengefaltete Decke unter.
- Sie können diese Übung auch zu Beginn Ihrer Yogastunde durchführen, um Ihre Muskulatur aufzuwärmen.

2 Die sanfte Welle

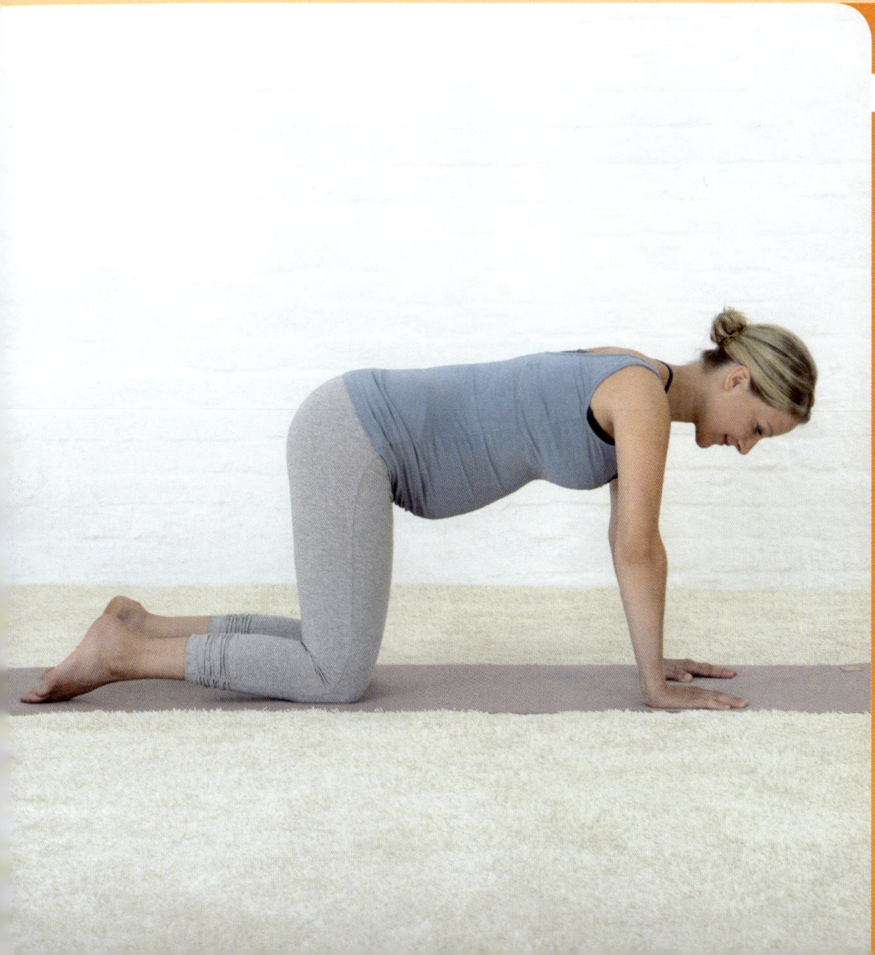

Ausgangsposition: Vierfüßlerstand

1. *Kommen Sie in den Vierfüßlerstand. Beobachten Sie Ihre Atmung.*
2. *Rollen Sie sich ausatmend Wirbel für Wirbel auf. Beginnen Sie beim Steißbein, gehen Sie über zur Lendenwirbelsäule, dann zur Brust- und Halswirbelsäule und lassen Sie zuletzt den Kopf folgen. Ihr Rücken bildet nun einen Katzenbuckel. Genießen Sie die angenehme Dehnung Ihrer Rückenmuskulatur.*

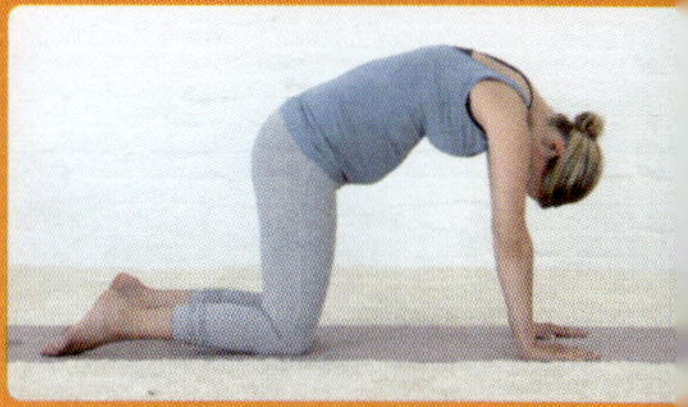

3. *Rollen Sie sich einatmend Wirbel für Wirbel zurück in den Vierfüßlerstand. Beginnen Sie die Bewegung wieder beim Steißbein und beenden Sie sie am Kopf.*
4. *Wiederholen Sie diese Abfolge mehrere Male und nehmen Sie dabei möglichst jeden einzelnen Wirbel Ihrer Wirbelsäule wahr. Genießen Sie die sanfte Welle, die sich auf diese Weise durch Ihren Rücken bewegt, und spüren Sie die zunehmende Geschmeidigkeit der Bewegung.*
5. *Fließen Sie ausatmend vom Vierfüßlerstand in die Kindposition und spüren Sie nach.*

2 Die sanfte Welle

Wirkungen

- Mobilisiert die Wirbelsäule.
- Dehnt die gesamte Rückenmuskulatur.
- Vertieft die Atmung.
- Wirkt beruhigend.

Kontraindikationen

- Alle akuten, schmerzhaften Rückenbeschwerden.
- Handgelenkprobleme: Gehen Sie auf die Fäuste, benützen Sie Blöcke zum Abstützen oder üben Sie im Unterarmstand. Die Unterarme liegen dabei parallel auf dem Boden auf.

Varianten

- Wenn Sie mit der Übung vertraut geworden sind, können Sie mit der Aufmerksamkeit zu Ihrem Baby gehen und sich vorstellen, wie die Wellenbewegung Ihres Rückens es sanft hin und her schaukelt.
- Falls Sie dynamischer üben möchten, integrieren Sie die Übung „Der Berg" (Karte 30) in die Abfolge. Fließen Sie dazu ausatmend vom Vierfüßlerstand in den Katzenbuckel, einatmend zurück in den Vierfüßlerstand, ausatmend in den Berg und einatmend zurück in den Vierfüßlerstand. Wiederholen Sie diese Abfolge mehrere Male und entspannen Sie sich danach in der Kindposition.

Hinweise

- Durch das wachsende Gewicht des Bauches und den veränderten Schwerpunkt neigen viele Schwangere mit der Zeit zu Rückenschmerzen. Bauen Sie diese Übung daher als festen Bestandteil in Ihren Tagesablauf ein, nutzen Sie sie als kleine Atempause zwischendurch oder zur Entspannung der Muskulatur nach langem Sitzen oder Stehen.
- Gegen Ende der Schwangerschaft kann es schwieriger werden, in den Katzenbuckel zu kommen. Gehen Sie immer nur so weit, wie es sich für Sie angenehm anfühlt.
- Wenn Sie empfindliche Knie haben, legen Sie ein Kissen oder eine zusammengefaltete Decke unter.

3 Das Becken kreisen lassen

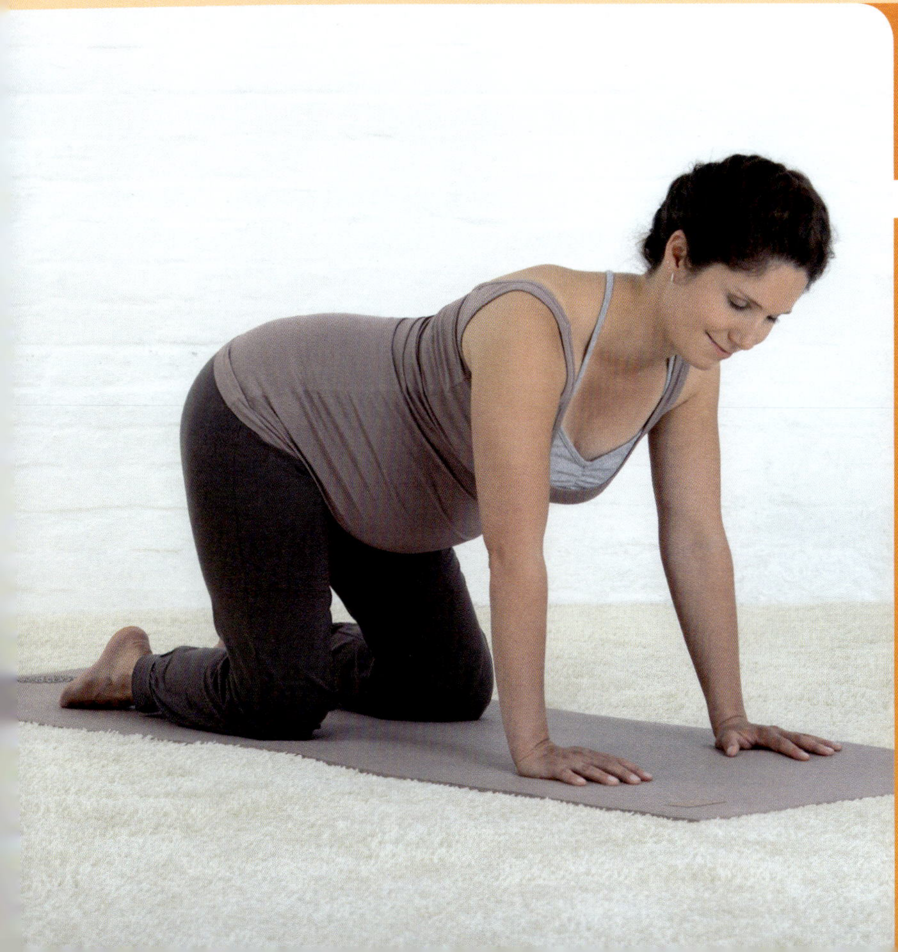

Ausgangsposition: Vierfüßlerstand

1. Kommen Sie in den Vierfüßlerstand und schließen Sie die Augen. Lassen Sie den Atem kommen und gehen, wie er möchte.
2. Lassen Sie Ihr Becken zuerst kleine, dann immer größer werdende Kreise vollführen. Die Bewegung findet nur im unteren Rücken statt, Ihre Knie sind der Mittelpunkt dieser Kreise. Atmen Sie tief in Ihr Becken hinein und spüren Sie zu Ihrem Baby hin. Nehmen Sie wahr, ob es wach ist oder ob es schläft. Stellen Sie sich dann vor, wie es durch Ihre Bewegungen sanft hin und her gewiegt wird.
3. Lassen Sie das Kreisen allmählich noch größer werden, indem Sie zunächst die Brustwirbelsäule einbeziehen, dann den Nacken und schließlich den Kopf. Die Arme können sich dabei abwechselnd beugen und strecken. Genießen Sie die weiten, harmonischen Bewegungen Ihres Körpers und die Wärme, die nun durch ihn hindurch fließt. Wechseln Sie nach einer Weile die Drehrichtung.
4. Lassen Sie die Kreise langsam wieder kleiner werden. Fließen Sie ausatmend vom Vierfüßlerstand in die Kindposition und spüren Sie nach.

3 Das Becken kreisen lassen

Wirkungen

- Mobilisiert die gesamte Wirbelsäule.
- Löst Verspannungen im ganzen Rücken.
- Fördert die Beweglichkeit in den Hüftgelenken.
- Wirkt allgemein belebend.
- Kann Ihrem Baby helfen, sich in eine optimale Geburtsposition zu begeben.

Kontraindikationen

- Alle akuten, schmerzhaften Rückenbeschwerden.
- Handgelenkprobleme: Gehen Sie auf die Fäuste, benützen Sie Blöcke zum Abstützen oder üben Sie im Unterarmstand. Die Unterarme liegen dabei parallel auf dem Boden auf.

Varianten

- Während des Kreisens dürfen Sie gern ins Seufzen oder Tönen kommen. Machen Sie alle Geräusche, die Ihnen helfen, jegliche Anspannung vollständig loszulassen (siehe auch „Tönen", Karte 43).
- Sie können das Becken auch im Stehen kreisen lassen (eventuell mit an der Wand abgestützten Händen zur Stabilisierung) oder im Ausfallschritt, indem Sie aus dem Kniestand ein Bein mit gebeugtem Knie aufstellen. Stützen Sie sich in diesem Fall mit nach vorn geneigtem Oberkörper auf einem Sitzball, Ihrem Bett o. Ä. ab.

Hinweise

- „Das Becken kreisen lassen" können Sie sehr gut an die Übung „Der Intuition folgen" (Karte 1) anschließen.
- Wenn Sie empfindliche Knie haben, legen Sie ein Kissen oder eine zusammengefaltete Decke unter.
- Während des Geburtsprozesses kann diese Übung Ihrem Kind helfen, tiefer ins Becken zu rutschen und sich dadurch in eine ideale Position für die Geburt zu begeben. Hier sind vor allem die Varianten im Stand und im Ausfallschritt nützlich, weil in diesen Haltungen die Schwerkraft noch besser für Sie arbeiten kann.

4 Die Windmühle

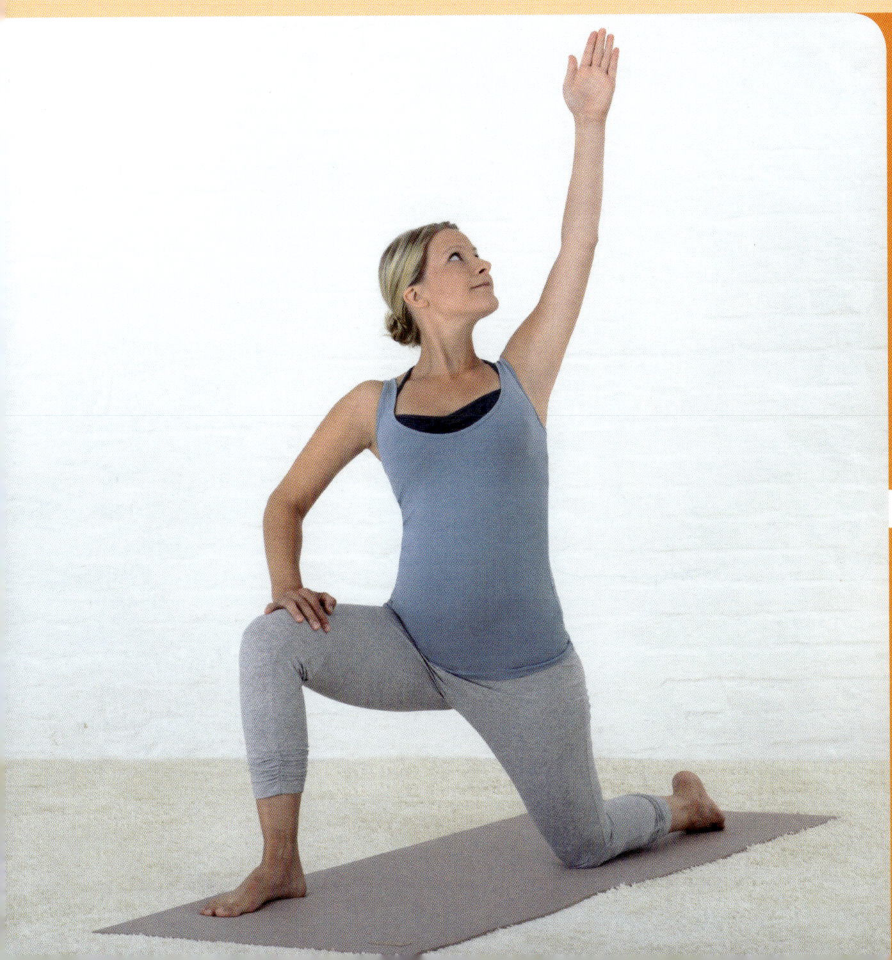

Ausgangsposition: Vierfüßlerstand

1. *Kommen Sie in den Vierfüßlerstand. Beobachten Sie Ihre Atmung.*
2. *Bringen Sie ausatmend den rechten Fuß in einen Ausfallschritt, indem Sie ihn in einem weiten Bogen über außen führen und dann neben der rechten Hand aufsetzen. Das vordere Knie befindet sich nun senkrecht über dem Fußgelenk, das hintere liegt so weit hinter dem Becken auf dem Boden auf, dass Sie eine angenehme Dehnung in der linken Leiste verspüren. Stützen Sie sich mit beiden Händen auf dem rechten Oberschenkel ab und bringen Sie einatmend den Oberkörper nach oben. Heben Sie das Brustbein und blicken Sie geradeaus nach vorn.*
3. *Legen Sie die rechte Hand auf das rechte Knie. Beschreiben Sie nun mit Ihrem gestreckten linken Arm im Uhrzeigersinn einen weiten Kreis über Ihre linke Seite und lassen Sie Ihren Blick der Hand folgen. Atmen Sie ein, wenn sich Ihre Hand vor dem Körper befindet, und atmen Sie aus, wenn sie dahinter ist. Genießen Sie einige Male die kreisenden Bewegungen Ihres Armes.*
4. *Setzen Sie ausatmend beide Hände wieder auf dem Boden auf. Führen Sie einatmend den rechten Fuß über außen zurück in den Vierfüßlerstand und fließen Sie ausatmend in die Kindposition. Spüren Sie nach und wechseln Sie dann zur anderen Seite.*

Wirkungen

- Dehnt die Muskulatur des Schultergürtels und des Nackens sowie die Leiste.
- Verbessert die Atmung im Brustbereich.
- Wirkt beruhigend.

Kontraindikationen

- Alle akuten, schmerzhaften Rücken-, Schulter- und Kniebeschwerden.
- Schwindelanfälle: Folgen Sie mit Ihrem Blick nicht der Hand, sondern sehen Sie geradeaus nach vorn.
- Symphysenschmerzen: Üben Sie die Variante im Kniestand.

Varianten

- Sollte Ihnen die Übung im Ausfallschritt zu wackelig sein, können Sie sie gern im Kniestand durchführen. Legen Sie die rechte Hand an den rechten Hüftknochen, während die linke kreist, und umgekehrt.
- Sie dürfen gern mit der Drehrichtung des Armes experimentieren. Probieren Sie einmal aus, wie es sich anfühlt, wenn Sie die Bewegung gegen den Uhrzeigersinn durchführen. Atmen Sie ein, wenn sich Ihre Hand hinter dem Körper befindet, und aus, wenn sie sich davor befindet.

Hinweise

- Falls Sie ins Hohlkreuz geraten, rollen Sie leicht das Steißbein ein, als befände sich an seinem Ende ein Schwanz, den Sie zwischen Ihre Beine nehmen wollen.
- Verlagern Sie tendenziell mehr Gewicht auf den vorderen Fuß als auf das hintere Knie, um auf dieses nicht zu viel Druck auszuüben. Halten Sie dabei das vordere Knie die ganze Zeit senkrecht über dem Fußgelenk.
- Wenn Sie empfindliche Knie haben, legen Sie ein Kissen oder eine zusammengefaltete Decke unter.

5 Diagonale Dehnung

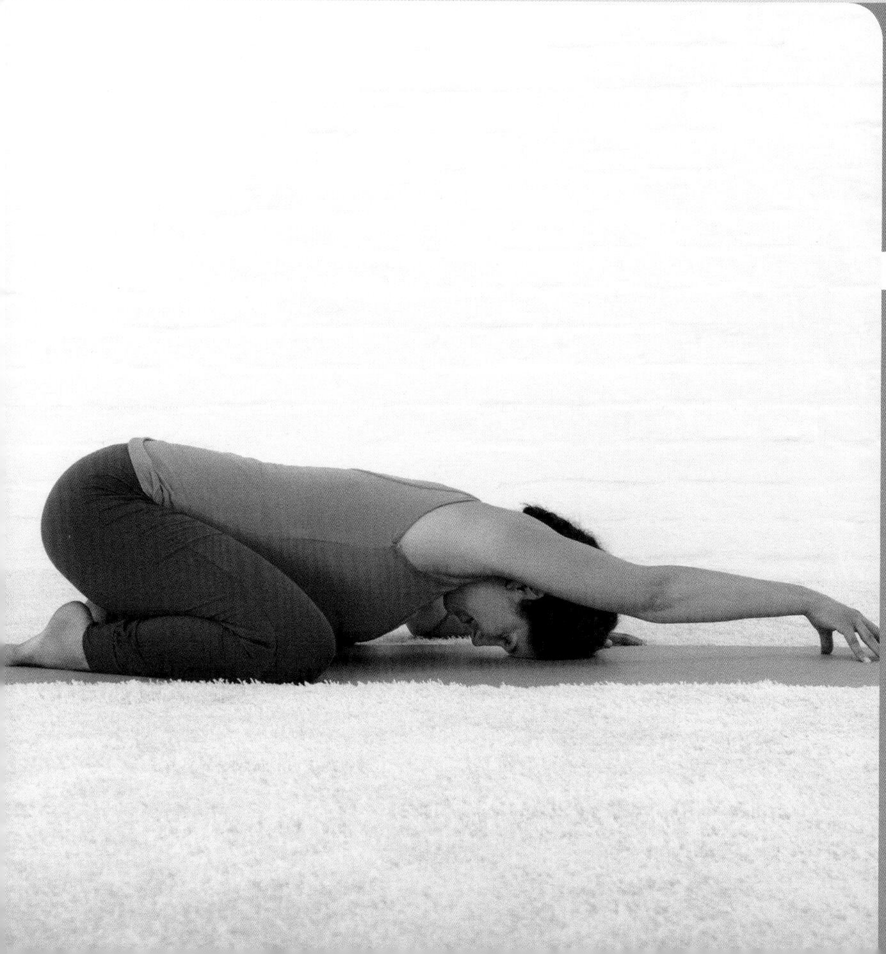

Ausgangsposition: Vierfüßlerstand

1 Kommen Sie in den Vierfüßlerstand. Beobachten Sie Ihre Atmung.

2 Fließen Sie ausatmend in die Kindposition. Strecken Sie die Arme nach vorn aus und legen Sie die Stirn am Boden ab. Verweilen Sie einige Atemzüge lang in dieser Position.

3 Ziehen Sie den linken Arm näher an den Körper heran. Platzieren Sie die rechte Hand am linken Mattenrand und krabbeln Sie mit den Fingerspitzen nach vorn. Dehnen Sie sich dabei aus Ihrer Schulter über den Arm bis in die Fingerspitzen hinein und lassen Sie gleichzeitig Ihr Steißbein in die entgegengesetzte Richtung ziehen. Genießen Sie das wohlige Gefühl der Streckung und spüren Sie die intensive Dehnung von Ihren Fingerspitzen bis zum Ende Ihrer Wirbelsäule.

4 Lassen Sie Ihre Finger nicht weiter nach vorn krabbeln. Atmen Sie tief in die rechte Hand, den Arm und die Schulter hinein und geben Sie ausatmend deren Gewicht genüsslich ganz an den Boden ab. Entspannen Sie jeden einzelnen Muskel Ihres Armes und lassen Sie ihn mit jeder weiteren Ausatmung noch schwerer werden.

5 Spüren Sie in der Kindposition nach und wechseln Sie dann zur anderen Seite.

5 Diagonale Dehnung

Wirkungen

~ Dehnt und entspannt die Arm-, Schulter- und Rückenmuskulatur.

~ Vertieft die Atmung.

~ Wirkt beruhigend.

Kontraindikationen

~ Alle akuten, schmerzhaften Rücken- oder Ischiasbeschwerden.

~ Krampfadern, Ödeme, Hüft- oder Leistenbeschwerden: Üben Sie die Variante im Vierfüßlerstand.

Varianten

~ Wenn Sie sich in der Kindposition nicht gut entspannen können, üben Sie im Vierfüßlerstand. Wenn Sie den rechten Arm dehnen, befindet sich der linke dabei im Unterarmstand und umgekehrt. Arbeiten Sie auch hier mit der Atmung, um den Arm und die Schulter zu entspannen.

~ Während der Entspannung der Muskulatur dürfen Sie gern ins Seufzen oder Stöhnen kommen. Machen Sie alle Geräusche, die Ihnen helfen, jegliche Anspannung vollständig loszulassen.

Hinweise

~ Dehnen Sie sich immer in der Diagonalen und gehen Sie nur so weit, dass Ihr Gesäß noch den Kontakt mit den Fersen behält.

~ Wenn Sie empfindliche Knie haben, legen Sie ein Kissen oder eine zusammengefaltete Decke unter.

~ Die „Diagonale Dehnung“ eignet sich sehr gut zur Entspannung der Muskulatur nach Kraftübungen wie „Die sich verbeugende Katze“ (Karte 31) oder „Die balancierende Katze“ (Karte 32).

~ Diese Übung können Sie auch sehr gut nach der Geburt Ihres Babys anwenden, um Ihren vielleicht nach langem Stillen oder Tragen verspannten Schulterbereich wieder zu entspannen. Oder genießen Sie „Die Schultern dehnen“ (Karte 24).

6 Die Beine schütteln

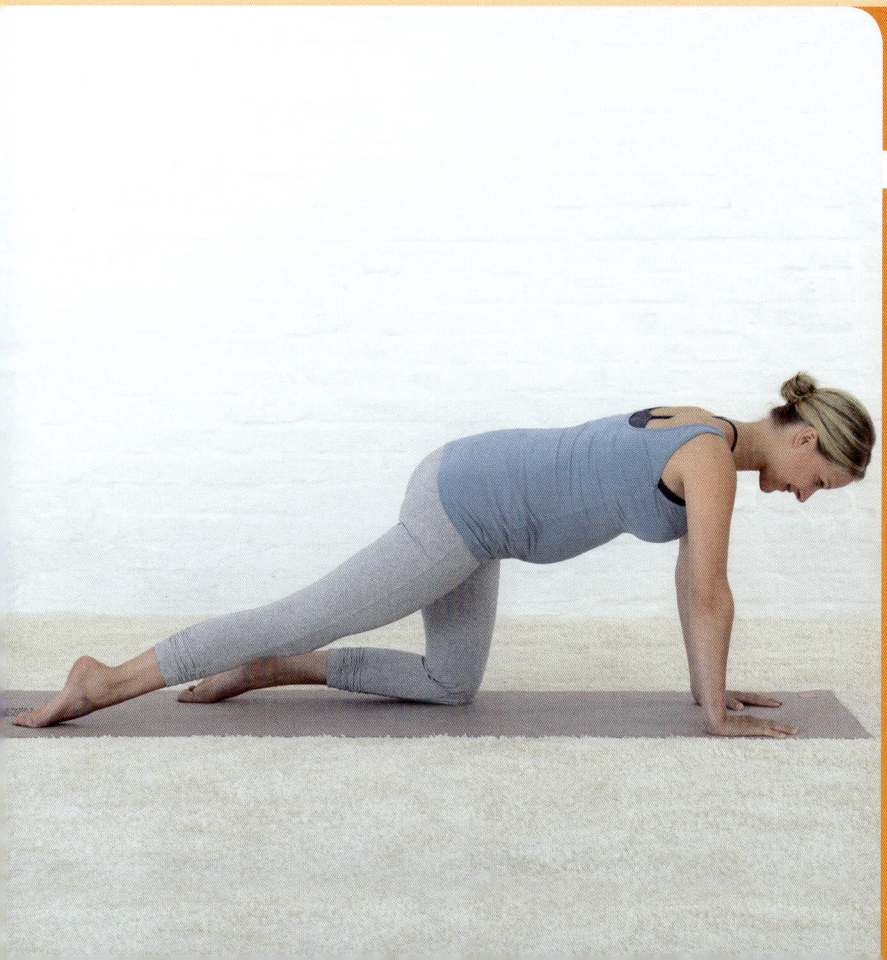

Ausgangsposition: Vierfüßlerstand

1. Kommen Sie in den Vierfüßlerstand. Lassen Sie den Atem kommen und gehen, wie er möchte.
2. Strecken Sie das rechte Bein lang nach hinten aus und lassen Sie es schwer nach unten hängen. Der Fuß liegt mit dem Rist auf dem Boden auf. Lassen Sie die rechte Hüfte ebenfalls schwer werden und von der Taille aus nach unten sinken. Pressen Sie die Handflächen noch fester in die Matte, um sich zu stabilisieren.
3. Schütteln Sie das rechte Bein locker von der Hüfte bis zu den Zehen. Stellen Sie sich vor, Sie seien durch tiefen Schlamm gewatet und wollten diesen nun abschütteln. Atmen Sie während des Schüttelns tief ein und aus.
4. Beenden Sie die Bewegung, wenn sich Ihr Bein ganz locker und entspannt anfühlt, und ziehen Sie es langsam in die Ausgangsposition zurück. Fließen Sie ausatmend vom Vierfüßlerstand in die Kindposition. Spüren Sie nach und wechseln Sie dann zur anderen Seite.

6 Die Beine schütteln

Wirkungen

- Lockert und entspannt die Bein- und Gesäßmuskulatur.
- Verringert den Druck auf den Ischiasnerv und lindert dadurch akute Ischiasschmerzen.
- Kann Ischiasbeschwerden vorbeugen.

Kontraindikationen

- Alle akuten, schmerzhaften Rückenbeschwerden.
- Symphysenschmerzen oder instabile Iliosakralgelenke.
- Vorzeitige Wehen.
- Handgelenkprobleme: Gehen Sie auf die Fäuste oder benützen Sie Blöcke zum Abstützen.

Varianten

- Während der Übung dürfen Sie gern ins Seufzen oder Tönen kommen. Machen Sie alle Geräusche, die Ihnen helfen, jegliche Anspannung vollständig loszulassen (siehe auch „Tönen", Karte 43).

Hinweise

- Vor allem gegen Ende der Schwangerschaft kann das Gewicht Ihres Babys ins Becken drücken und dadurch den Ischiasnerv reizen. Sie spüren dann einen scharfen Schmerz, der von der Leistengegend über die Rückseite des Oberschenkels ausstrahlt, eventuell sogar bis in die Zehen hinein. Nehmen Sie Ischiasbeschwerden ernst und üben Sie nur maßvoll und vorsichtig. Leichte Bewegung ist aber auf jeden Fall zu empfehlen, weil Sie sich sonst in eine Schonhaltung begeben, die die Beschwerden verschlimmern kann. Fragen Sie Ihre Hebamme nach Behandlungsmöglichkeiten oder suchen Sie einen Orthopäden auf – vor allem, wenn die Beschwerden von Kribbeln, Taubheitsgefühlen oder sogar Lähmungserscheinungen begleitet werden.
- Wenn Sie empfindliche Knie haben, legen Sie ein Kissen oder eine zusammengefaltete Decke unter.

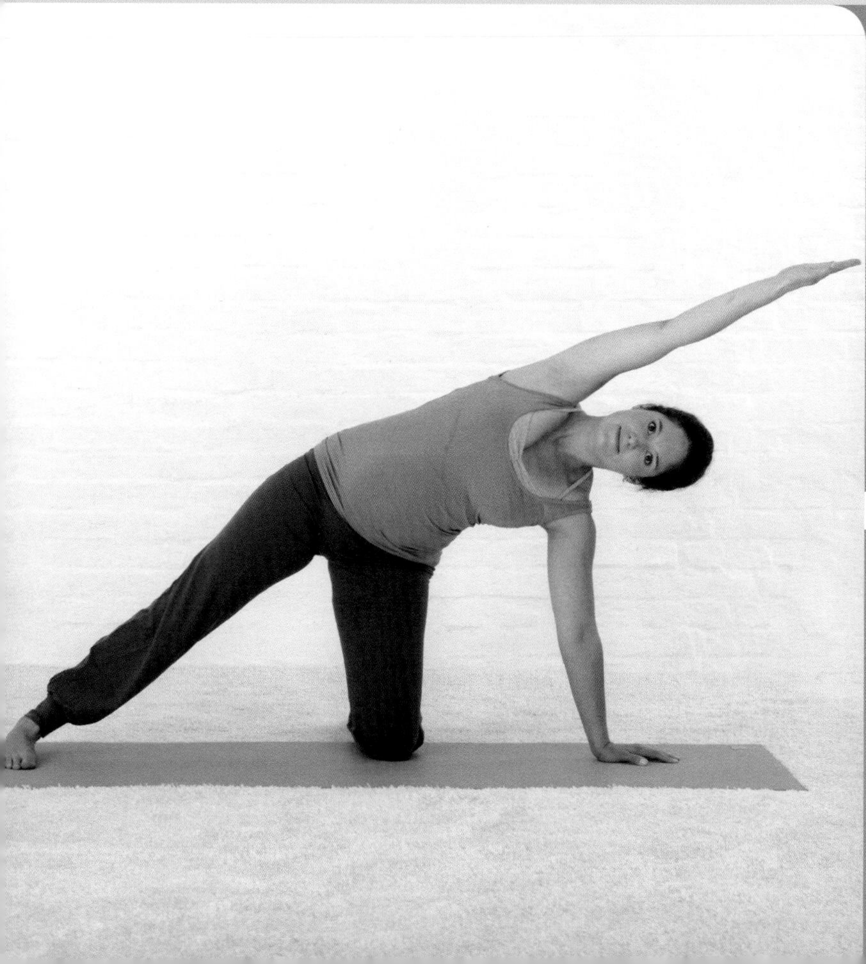

Ausgangsposition: Vierfüßlerstand

1 *Kommen Sie in den Vierfüßlerstand. Beobachten Sie Ihre Atmung.*

2 *Schieben Sie den linken Unterschenkel sanft auf dem Knie um eine Vierteldrehung nach links. Verlagern Sie Ihr Gewicht auf das linke Knie und die linke Handfläche. Strecken Sie einatmend das rechte Bein nach hinten aus und setzen Sie ausatmend den rechten Fuß so auf, dass sich sein Fußgewölbe in einer Linie mit dem linken Knie befindet.*

3 *Drehen Sie sich einatmend so zur rechten Seite auf, dass Ihre rechte Flanke Richtung Himmel zeigt. Ihr Oberkörper und Ihr rechtes Bein befinden sich nun in einer Linie, der Blick geht zur Seite.*

4 *Führen Sie ausatmend langsam den rechten Arm gestreckt über den Kopf. Die Handfläche ist Richtung Decke gedreht. Drücken Sie die Außenkante des rechten Fußes kräftig Richtung Boden und genießen Sie die intensive Dehnung von dort bis zu den Fingerspitzen. Verweilen Sie einige tiefe Atemzüge lang.*

5 *Führen Sie einatmend den rechten Arm gestreckt zurück. Setzen Sie ausatmend erst die rechte Hand, dann das rechte Knie auf dem Boden auf. Schieben Sie den linken Unterschenkel zurück. Fließen Sie ausatmend in die Kindposition und spüren Sie nach, bevor Sie zur anderen Seite wechseln.*

Wirkungen

- Dehnt die Muskulatur der Flanken und des Schultergürtels.
- Kräftigt die Armmuskulatur.
- Stärkt den Gleichgewichtssinn.
- Schult die Koordination.
- Schenkt Kraft und Anmut.

Kontraindikationen

- Alle akuten, schmerzhaften Rücken-, Knie- und Schulterbeschwerden.
- Handgelenkprobleme: Gehen Sie auf die Fäuste oder benützen Sie Blöcke zum Abstützen.

Varianten

- Keine.

Hinweise

- Sollten Sie anfangs Schwierigkeiten mit dem Ablauf der Übung haben, vollziehen Sie die einzelnen Schritte zunächst langsam und ohne die angegebene Atmung nach. Die Ausgangsposition ist der Vierfüßlerstand längsseits der Matte. Aus dieser Haltung drehen Sie sich so zur Seite auf, dass sich Ihre Hüftknochen senkrecht übereinander befinden und Ihr Oberkörper und das ausgestreckte Bein eine parallele Linie zur langen Seite der Matte bilden.
- Da diese Übung auch Ihren Gleichgewichtssinn fordert, gehen Sie bitte langsam und behutsam vor, wenn Sie Ihren Körper zur Seite aufdrehen. Der nach außen gedrehte Unterschenkel dient dabei zur Stabilisierung.
- Wenn Sie empfindliche Knie haben, legen Sie ein Kissen oder eine zusammengefaltete Decke unter.

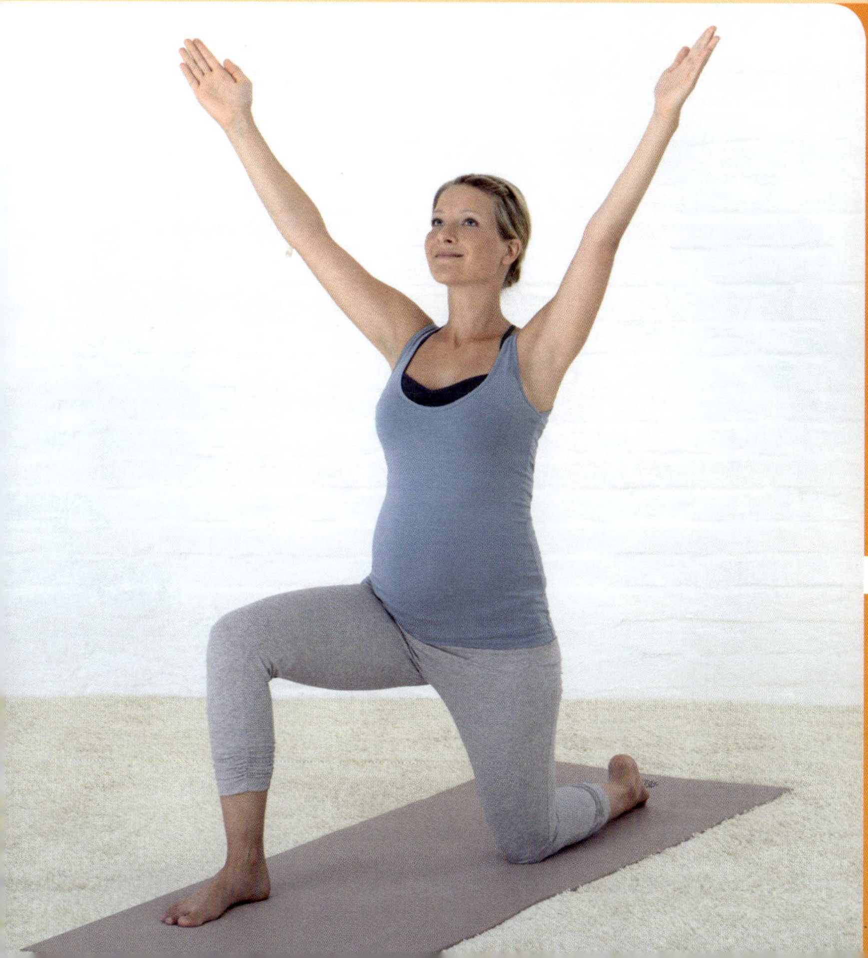

Ausgangsposition: Vierfüßlerstand

1. Kommen Sie in den Vierfüßlerstand. Beobachten Sie Ihre Atmung.
2. Bringen Sie ausatmend den rechten Fuß in einen Ausfallschritt, indem Sie ihn in einem weiten Bogen über außen führen und neben der rechten Hand aufsetzen. Das vordere Knie ist nun senkrecht über dem Fußgelenk, das hintere steht unter dem Becken. Stützen Sie sich mit beiden Händen auf dem rechten Oberschenkel ab und bringen Sie einatmend den Oberkörper nach oben. Heben Sie das Brustbein und blicken Sie nach vorn.
3. Öffnen Sie einatmend die Arme mit gebeugten Ellbogen zur U-Halte. Lassen Sie ausatmend die Schulterblätter entspannt nach hinten und unten sinken. Verweilen Sie einen tiefen Atemzug lang in dieser Position.
4. Strecken Sie ausatmend die Arme in eine V-Position und kommen Sie gleichzeitig mit dem oberen Rücken in eine leichte Rückbeuge. Genießen Sie das Gefühl, dass sich dadurch Ihr Brustkorb weiten und der Atem tiefer gehen kann. Ihr Blick geht nun leicht schräg nach oben. Halten Sie die Position einige tiefe Atemzüge lang.
5. Führen Sie ausatmend die Arme gestreckt über die Seiten nach unten. Kommen Sie einatmend in den Vierfüßlerstand und fließen Sie ausatmend in die Kindposition. Spüren Sie nach und wechseln Sie dann zur anderen Seite.

Wirkungen

- Mobilisiert die Brustwirbelsäule.
- Kräftigt die Rücken- und Schultermuskulatur.
- Dehnt die Muskulatur an der Vorderseite des Oberkörpers.
- Vertieft die Atmung.
- Lässt Weite im Herzraum entstehen.

Kontraindikationen

- Alle akuten, schmerzhaften Rücken- oder Kniebeschwerden.
- Schwindelanfälle: Lassen Sie den Blick nicht Richtung Decke gehen, sondern sehen Sie weiter geradeaus nach vorn.
- Symphysenschmerzen: Üben Sie die Variante.

Varianten

- Sollte Ihnen die Übung im Ausfallschritt zu wackelig vorkommen, können Sie sie gern im Kniestand durchführen.

Hinweise

- Falls Sie ins Hohlkreuz geraten, rollen Sie leicht das Steißbein ein, als befände sich an seinem Ende ein Schwanz, den Sie zwischen Ihre Beine nehmen wollen.
- Bei dieser Übung soll die Leiste des hinteren Beins nicht gedehnt werden. Platzieren Sie das hintere Knie deshalb direkt unter dem Becken.
- Um Ihre Körperspannung zu erhöhen und sich in dieser Position noch besser zu erden, ziehen Sie gedanklich den aufgestellten rechten Fuß und das linke Knie ganz leicht zueinander – allerdings ohne ihre tatsächliche Position zu verändern.
- Wenn Sie empfindliche Knie haben, legen Sie ein Kissen oder eine zusammengefaltete Decke unter.
- Nach der Geburt schafft diese Übung einen guten Ausgleich zur vorgebeugten Haltung beim Stillen.

9 Die gedrehte Katze

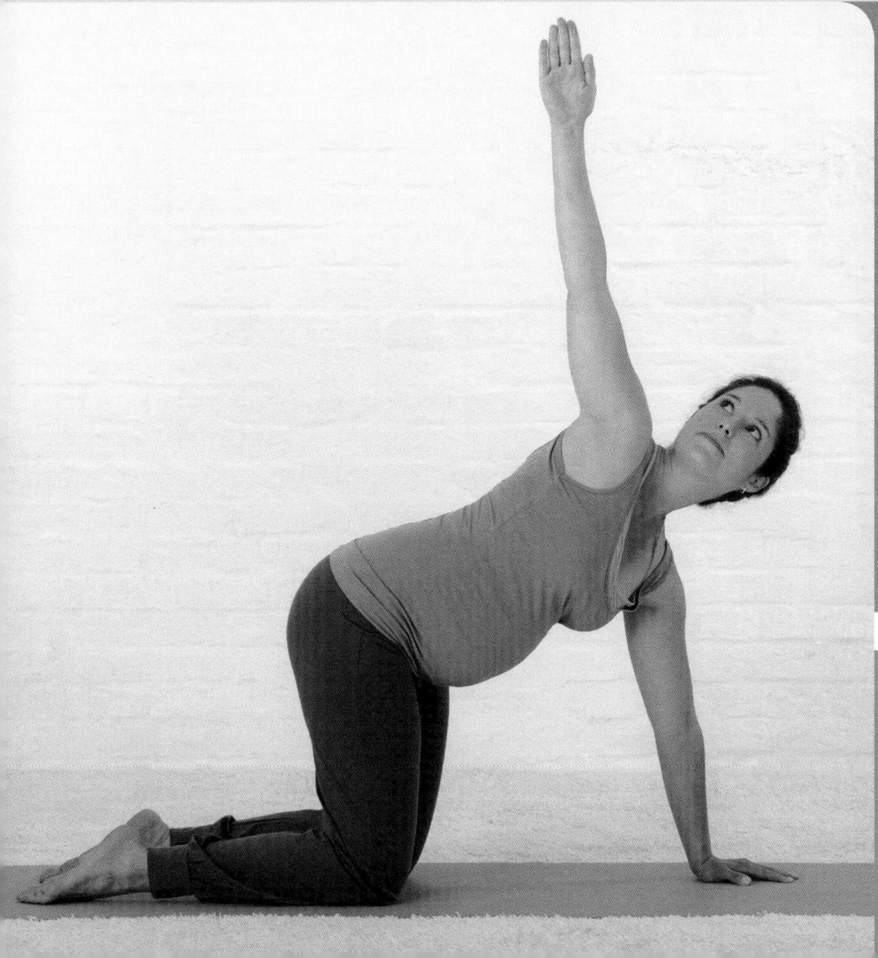

Ausgangsposition: Vierfüßlerstand

1. Kommen Sie in den Vierfüßlerstand. Beobachten Sie Ihre Atmung.

2. Verlagern Sie das Gewicht Ihres Oberkörpers auf die linke Handfläche. Bleiben Sie dabei im Schultergürtel stabil. Drehen Sie Ihren Brustkorb leicht nach links auf und strecken Sie einatmend den gebeugten rechten Arm so weit unter dem Körper durch, wie es Ihnen gerade angenehm ist. Die rechte Hand strebt in Richtung Decke, die Handfläche ist zum Körper gedreht. Bei dieser Bewegung beugt sich automatisch der linke Arm. Lassen Sie die rechte Schulter und den Kopf der Drehrichtung nach links folgen und blicken Sie Ihrer Hand hinterher. Verweilen Sie einen tiefen Atemzug lang.

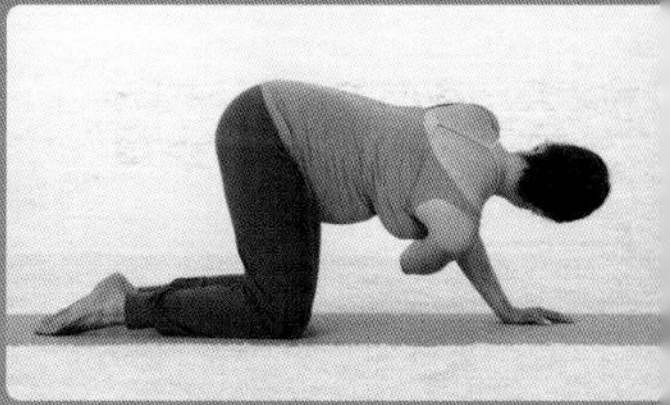

3. Führen Sie ausatmend Ihre Hand und den Oberkörper zurück und drehen Sie sich zur rechten Seite auf. Strecken Sie den rechten Arm Richtung Decke. Auch hier folgen Kopf und Schulter der Bewegung und der Blick Ihrer Hand. Verweilen Sie einen tiefen Atemzug lang.

4. Wiederholen Sie diese Abfolge einige Male. Fließen Sie dann ausatmend vom Vierfüßlerstand in die Kindposition. Spüren Sie nach, bevor Sie zur anderen Seite wechseln.

Wirkungen

- Mobilisiert die Wirbelsäule und den Brustkorb.
- Kräftigt den großen Brustmuskel sowie die Arm- und Schultermuskulatur.
- Dehnt die Zwischenrippenmuskulatur.
- Vertieft die Atmung.

Kontraindikationen

- Alle akuten, schmerzhaften Rücken-, Schulter- oder Nackenbeschwerden.
- Handgelenkprobleme: Gehen Sie auf die Fäuste oder benützen Sie Blöcke zum Abstützen.

Varianten

- Wenn Sie die Übung dynamischer gestalten möchten, vollziehen Sie die Abfolge innerhalb eines Atemzuges, indem Sie einatmend Ihren Arm unter dem Körper hindurch bewegen und sich ausatmend zur anderen Seite aufdrehen.
- Falls Ihnen die Übung zu kraftintensiv sein sollte, können Sie gern nur eine Hälfte absolvieren: entweder die Durchführung des Arms unter dem Körper oder die Öffnung zur Seite. Kommen Sie jeweils danach zur Mitte zurück und wechseln Sie zur anderen Seite.

Hinweise

- Die Drehbewegung sollte jeweils vom Brustkorb eingeleitet werden und nicht durch Ihren Arm oder Ihre Schulter. Das Becken bleibt dabei weitestgehend in seiner neutralen Ausgangsposition.
- Sollte Ihr Nacken sich unnötig verspannen, wenn Sie Ihren Blick der Hand folgen lassen, drehen Sie Ihren Kopf nicht mit, sondern sehen Sie zur Seite.
- Wenn Sie empfindliche Knie haben, legen Sie ein Kissen oder eine zusammengefaltete Decke unter.

10 Entspannte Schultern

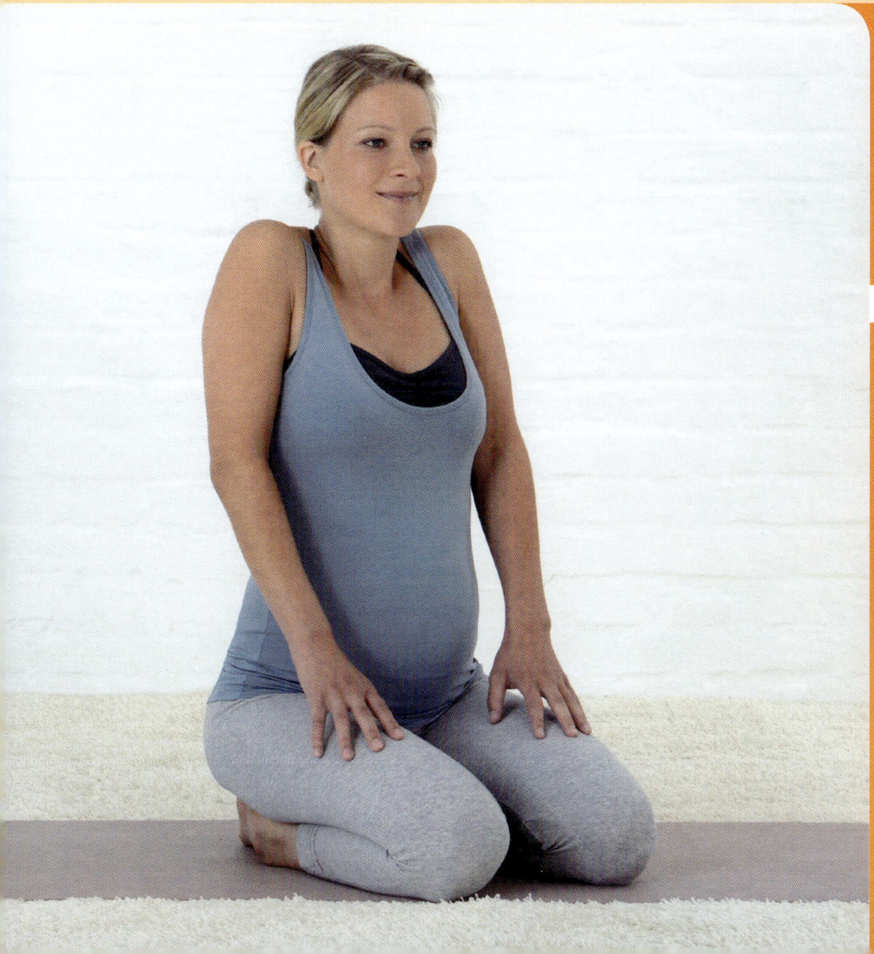

Ausgangsposition: Sitzen

1. *Nehmen Sie einen bequemen, aufrechten Sitz ein; die Arme hängen locker. Beobachten Sie Ihre Atmung.*
2. *Ziehen Sie einatmend die Schultern nach oben zu den Ohren, halten Sie kurz diese Anspannung und lassen Sie ausatmend die Schulterblätter nach hinten und unten sinken. Wiederholen Sie diese Abfolge einige Atemzüge lang.*
3. *Führen Sie einatmend die Schultern in einer Kreisbewegung nach vorn und oben. Bewegen Sie sie ausatmend nach unten und hinten. Genießen Sie das sanfte und langsame Kreisen und wechseln Sie nach einigen Atemzügen die Drehrichtung. Lassen Sie dann die Schultern sinken und spüren Sie kurz mit geschlossenen Augen nach.*
4. *Neigen Sie ausatmend Ihr rechtes Ohr zur rechten Schulter. Die linke Schulter bleibt dabei tief. Kommen Sie einatmend zur Mitte zurück und neigen Sie ausatmend Ihr linkes Ohr zur linken Schulter. Wiederholen Sie diese Abfolge einige Atemzüge lang.*
5. *Lassen Sie ausatmend den Kopf behutsam auf die Brust sinken. Kreisen Sie einatmend mit dem Kopf über unten nach rechts, sodass Sie schließlich nach rechts schauen, kommen Sie ausatmend zur Mitte und kreisen Sie einatmend nach links. Wiederholen Sie dies einige Male.*
6. *Heben Sie einatmend wieder den Kopf und spüren Sie mit geschlossenen Augen nach.*

IO Entspannte Schultern

Wirkungen

- Mobilisiert die Halswirbelsäule.
- Löst Verspannungen in der Schulter- und Nackenpartie sowie im oberen Rücken.
- Kann gegen Kopfschmerzen helfen.
- Wirkt entspannend.

Kontraindikationen

- Alle akuten, schmerzhaften Halswirbelsäulen- oder Schulterbeschwerden. Im Zweifel befragen Sie bitte vorher einen Arzt, ob Sie die Nackenübungen durchführen dürfen.

Varianten

- Die Schulterübungen können Sie auch gern im Stehen durchführen.
- Wenn Sie Ihre Schultern noch mehr lockern wollen, legen Sie die Hände auf die Schultern, sodass die Daumen nach hinten zeigen. Führen Sie einatmend die Ellbogen in einer weiten Kreisbewegung nach vorn und ausatmend nach hinten. Die Hände bleiben dabei die ganze Zeit auf den Schultern liegen. Wechseln Sie nach einigen Atemzügen die Drehrichtung. Lassen Sie dann die Arme sinken und spüren Sie mit geschlossenen Augen nach. Oder genießen Sie die Übung „Die Schultern dehnen“ (Karte 24).

Hinweise

- Da die Halswirbelsäule sehr empfindlich ist, üben Sie bitte langsam und behutsam. Lassen Sie außerdem bei den entsprechenden Übungen die ganze Zeit den Oberkörper aufgerichtet und die Schultern entspannt, damit nur die Nackenmuskulatur einbezogen wird.
- Auch nach der Entbindung sind diese Übungen sehr hilfreich, um den durch das Tragen und Heben des Babys überlasteten Schulter- und Nackenbereich wieder geschmeidig zu machen.

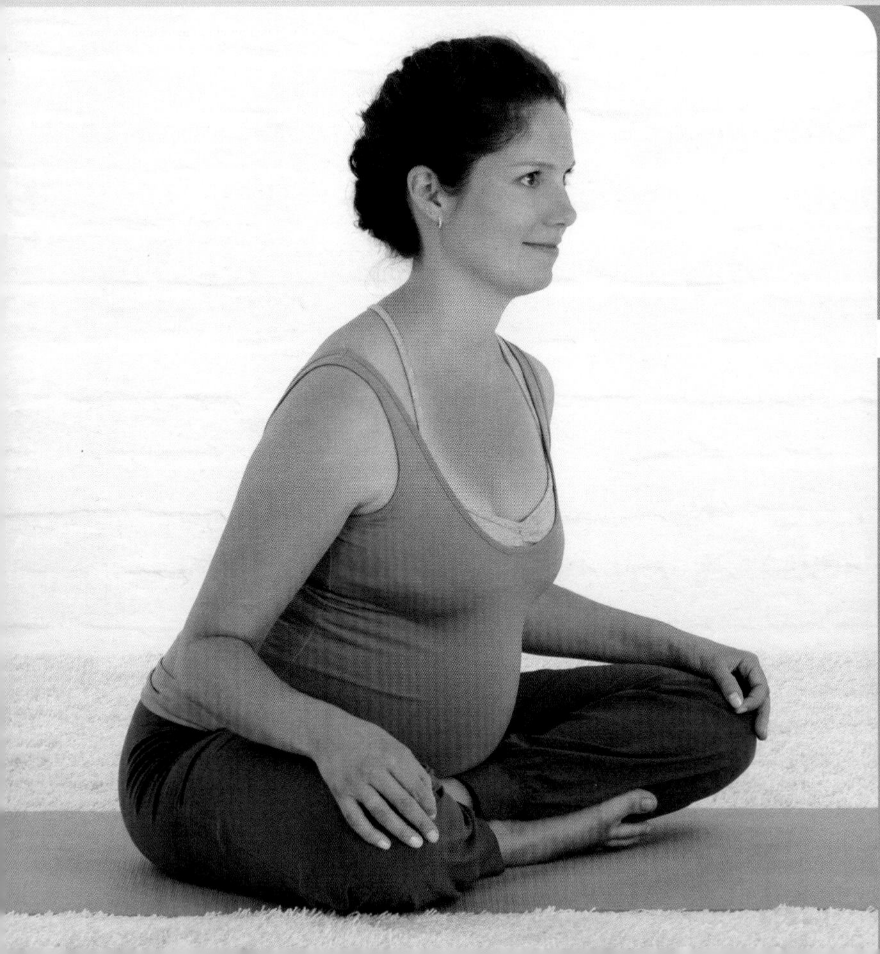

Ausgangsposition: Sitzen

1. Nehmen Sie den Schneidersitz ein und legen Sie die Hände locker auf die Knie. Beobachten Sie Ihre Atmung.
2. Spüren Sie zu Ihren Sitzbeinhöckern hin. Stellen Sie sich vor, dass von diesen beiden Punkten aus Wurzeln in den Boden wachsen und Sie fest in der Erde verankern. Nehmen Sie wahr, dass Sie durch diese Verankerung noch weiter aus sich herauswachsen können.
3. Heben Sie einatmend das Brustbein und verlagern Sie dabei Ihr Gewicht ein wenig nach vorn. Das Becken rollt dabei über die Sitzbeinhöcker, bis es leicht vorkippt, und die Wirbelsäule streckt sich und begibt sich in eine angedeutete Rückbeuge. Der Nacken bleibt lang, der Blick ist geradeaus nach vorn gerichtet. Genießen Sie das erhabene Gefühl der Aufrichtung.
4. Ziehen Sie ausatmend das Brustbein so weit zurück, dass sich Ihr gesamter Rücken und Ihr Nacken leicht runden. Das Becken rollt dabei über die Sitzbeinhöcker zurück, bis es ein wenig nach hinten kippt. Der Blick ist nun Richtung Schoß gerichtet. Genießen Sie das Gefühl, wieder loslassen zu können.

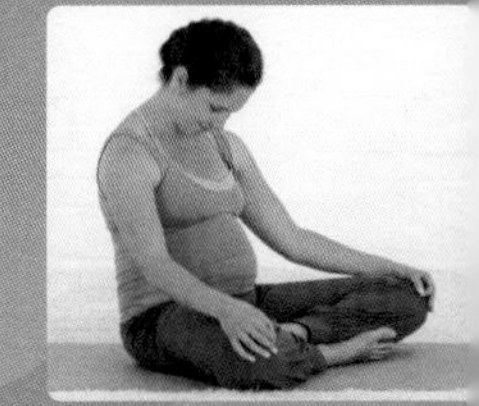

5. Wiederholen Sie diese Abfolge einige Male. Schließen Sie dann die Augen und spüren Sie nach.

Wirkungen

- *Mobilisiert die Wirbelsäule und den Brustkorb.*
- *Löst Verspannungen im oberen Rücken.*
- *Vertieft die Atmung.*
- *Wirkt beruhigend.*

Kontraindikationen

- *Alle akuten, schmerzhaften Rücken- oder Nackenbeschwerden.*
- *Symphysenschmerzen: Üben Sie die Variante im Fersensitz.*

Varianten

- *Die Übung kann auch im Fersensitz durchgeführt werden. Die Hände liegen dabei auf den Oberschenkeln.*
- *Vertiefen Sie den meditativen Aspekt dieser Übung, indem Sie sich mit der Aufrichtung innerlich öffnen und mit der Rundung in sich zurückziehen und die Augen schließen. Spüren Sie den ständigen Wechsel zwischen wacher, nach außen gerichteter Aufmerksamkeit und innerer Sammlung sowie die unterschiedliche Energie dieser beiden Zustände. Werden Sie sich bewusst, dass Sie nur dann genug Kraft für Ihr Baby haben werden, wenn Sie sich ausreichend Energiereserven schaffen.*
- *Wenn Sie Ihre Wirbelsäule aus dieser Position heraus noch weiter mobilisieren möchten, lassen Sie im Anschluss Ihren Oberkörper über dem Becken kreisen. Der Rücken bleibt dabei die ganze Zeit aufgerichtet und die Sitzbeinhöcker fest am Boden verankert. Lassen Sie die Atmung frei fließen und wechseln Sie nach einiger Zeit die Richtung.*

Hinweise

- *Da das Brustbein die Bewegung führt, sollten die Schultern die ganze Zeit entspannt sein.*
- *Gegen Ende der Schwangerschaft kann es aufgrund der Größe Ihres Bauches schwieriger werden, in die Rundung zu kommen. Deuten Sie diese dann nur an und konzentrieren Sie sich vor allem auf das Gefühl der Aufrichtung.*

I2 Den Beckenboden spüren

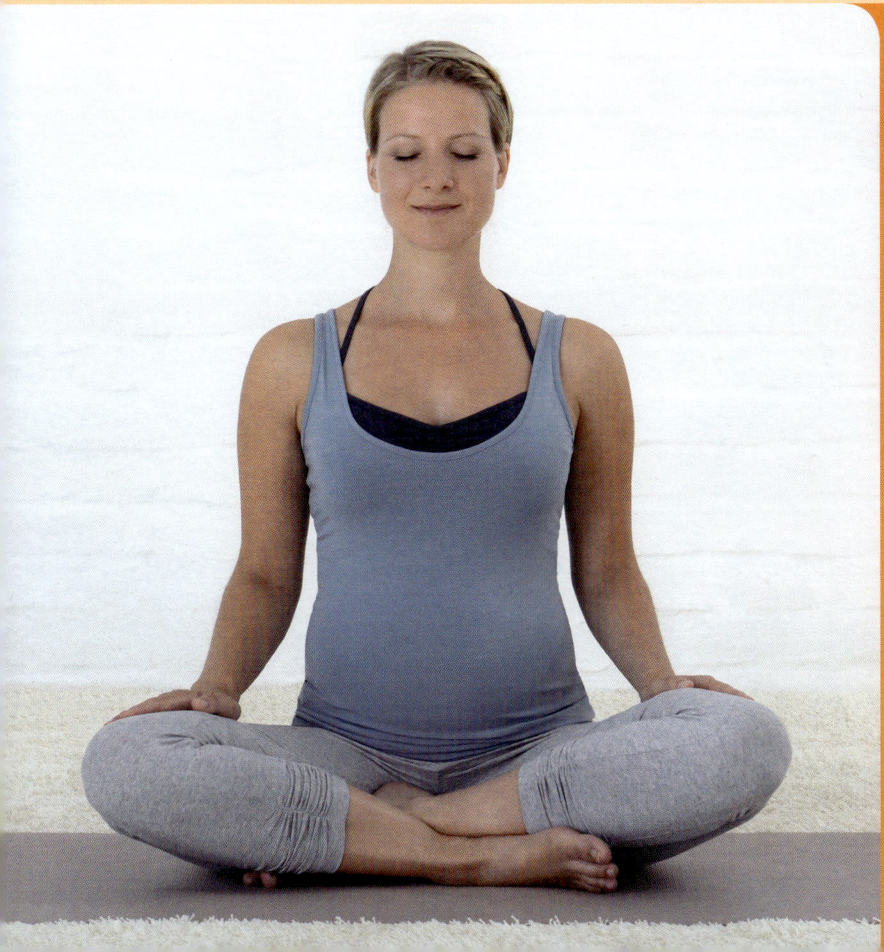

Ausgangsposition: Sitzen

1. *Nehmen Sie einen bequemen und aufrechten Sitz ein und schließen Sie die Augen. Lassen Sie den Atem kommen und gehen, wie er möchte.*
2. *Lenken Sie Ihre Aufmerksamkeit zu Ihrem Beckenboden und seinen drei Muskelschichten. Die erste legt sich wie eine Acht um die Öffnung von Harnröhre und After. Stellen Sie sich vor, dass Sie dringend auf die Toilette müssen, aber gerade keine in der Nähe ist. Ziehen Sie einatmend Harnröhre und After nach innen und lassen Sie ausatmend wieder los. Wiederholen Sie dies mehrere Male.*
3. *Die zweite Schicht verläuft quer zwischen den Sitzbeinhöckern. Ziehen Sie diese mehrere Male einatmend zueinander und lassen Sie ausatmend wieder los.*
4. *Die dritte Schicht verläuft zwischen Schambein und Steißbein. Stellen Sie sich vor, Sie wollten bei einer sehr engen Hose den Reißverschluss schließen, und ziehen Sie dazu die Muskulatur oberhalb des Schambeins nach oben und innen. Rollen Sie gleichzeitig das Steißbein leicht ein. Ziehen Sie so mehrere Male einatmend Schambein und Steißbein zueinander und lassen Sie ausatmend wieder los.*
5. *Aktivieren Sie einatmend alle drei Muskelschichten gleichzeitig, indem Sie sie nach innen und oben ziehen, und lassen Sie ausatmend wieder los. Wiederholen Sie dies mehrere Male und spüren Sie dann nach.*

12 | Den Beckenboden spüren

Wirkungen

- Entwickelt und stärkt das Bewusstsein für den Beckenboden.
- Trainiert das Loslassen des Beckenbodens und kann dadurch die Geburt erleichtern.
- Kann Hämorrhoiden entgegenwirken oder die damit verbundenen Beschwerden lindern.

Kontraindikationen

- Vorzeitige Wehen.

Varianten

- Sie können die Übung auch in abgestützter Rückenlage genießen. Legen Sie sich dazu mit dem Oberkörper auf eine leichte Schräge aus mehreren Kissen und entspannen Sie sich.

Hinweise

- Die Bauch- und die Gesäßmuskulatur sind am Zusammenziehen der Sitzbeinhöcker nicht beteiligt.
- Wenn Sie noch keine Erfahrung mit Beckenbodenübungen haben, lassen Sie sich nicht dadurch verunsichern, dass Sie am Anfang vielleicht das Gefühl haben, sich erst einmal herantasten zu müssen. Mit der Zeit erfolgt eine zunehmende Sensibilisierung, und Sie werden das Gefühl entwickeln, an der richtigen Stelle etwas bewegen zu können.
- Da der Schwerpunkt des Übens in der Schwangerschaft auf dem Loslassen des Beckenbodens liegt, atmen Sie bei dieser Übung mit der Anspannung ein und mit der Entspannung aus.
  In der Rückbildung wird die Atmung umgekehrt praktiziert, da es dann um die Kräftigung der Beckenbodenmuskulatur geht.

13 Die Venenpumpe

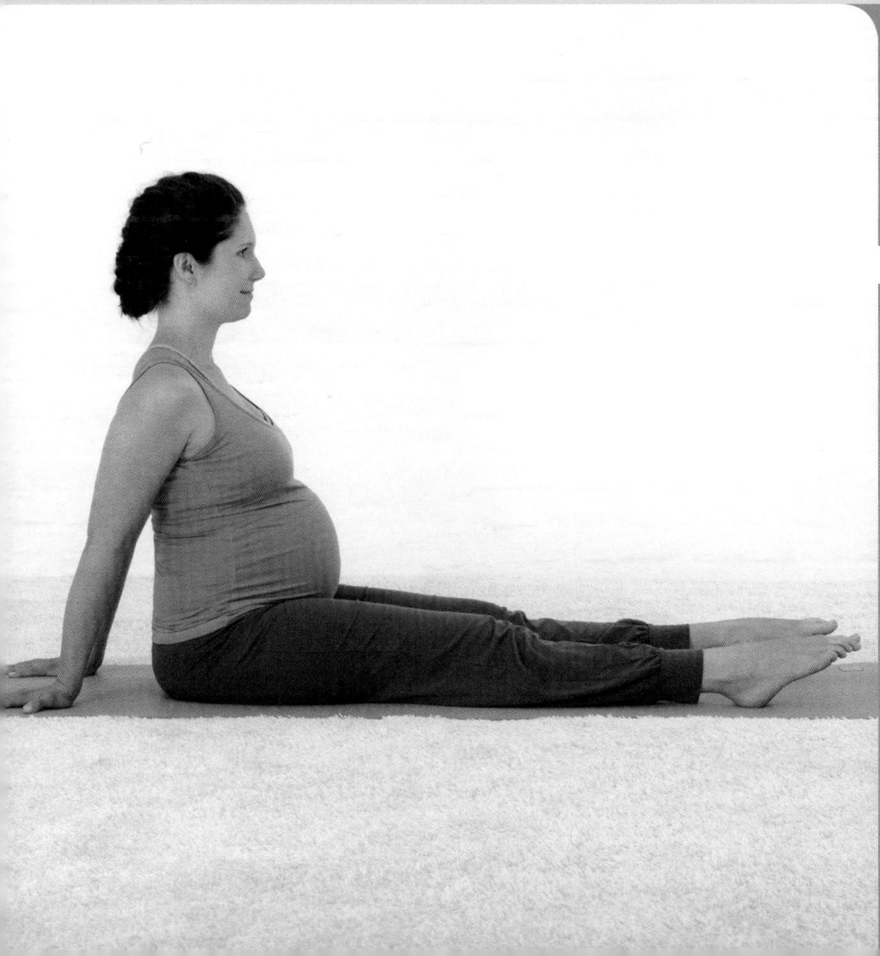

Ausgangsposition: Sitzen

1. *Setzen Sie sich in den Langsitz. Stützen Sie sich mit Ihren Händen hinter dem Körper ab und öffnen Sie die Beine zu einer leichten Grätsche. Heben Sie das Brustbein und wachsen Sie noch ein Stückchen weiter aus sich heraus. Beobachten Sie Ihre Atmung.*
2. *Ziehen Sie einatmend die Zehen zum Körper und drücken Sie die Fersen fest gegen einen gedachten Widerstand. Strecken Sie ausatmend die Zehen lang vom Körper weg. Wechseln Sie im Sekundentakt hin und her und wiederholen Sie diesen Ablauf mehrere Male.*
3. *Lassen Sie die Füße weite Kreise nach außen beschreiben. Die kleinen Zehen sollen dabei möglichst den Boden berühren. Lassen Sie den Atem kommen und gehen, wie er möchte, und genießen Sie diese Bewegung einige Male.*
4. *Wechseln Sie die Drehrichtung der Füße, sodass nun die großen Zehen zum Boden streben. Spüren Sie nach einigen Durchgängen kurz mit geschlossenen Augen nach.*
5. *Strecken Sie die Arme mit lockeren Fäusten vor dem Körper aus. Die Schulterblätter sinken dabei entspannt nach hinten und unten. Lassen Sie die Hände weite Kreise nach außen machen. Genießen Sie diese Bewegung einige Male.*
6. *Wechseln Sie die Drehrichtung der Hände. Nehmen Sie schließlich einen bequemen, aufrechten Sitz ein und spüren Sie mit geschlossenen Augen nach.*

Wirkungen

~ Mobilisiert die Fuß- und Handgelenke.

~ Wirkt gegen Ödeme.

~ Regt den Kreislauf an.

Kontraindikationen

~ Keine.

Varianten

~ Die Entstauung für die Beine können Sie auch in der Seitlage durchführen, z. B. direkt vor „Entspannung im Liegen" (Karte 50). Strecken Sie dazu auf der linken Seite liegend das rechte Bein mit zum Körper gezogenen Zehen lang aus, heben Sie es einatmend hoch und senken Sie es ausatmend wieder ab. Wiederholen Sie den Ablauf mehrere Male. Spüren Sie dann mit geschlossenen Augen nach, bevor Sie zur anderen Seite wechseln.

Hinweise

~ Der Wechsel im Sekundentakt ist nötig, weil auf diese Weise dem Rhythmus des Lymphflusses entsprochen wird.

~ Infolge der hormonellen Veränderungen können sich in der Schwangerschaft sehr leicht Ödeme und Krampfadern entwickeln. Führen Sie diese Übung daher regelmäßig im Alltag durch und bauen Sie sie als festen Bestandteil in Ihre Yogastunden ein, insbesondere als Entlastung nach mehreren Übungen im Sitzen oder nach den Standhaltungen.

~ Auch wenn Sie bei sich noch keine Ödeme bemerken, gönnen Sie sich dennoch so oft wie möglich kleine Pausen zwischendurch, in denen Sie die Beine hochlegen. Genießen Sie diese Momente der Ruhe, in denen Sie neue Kraft tanken können. Ihr Körper leistet gerade Schwerstarbeit, und mit Baby wird Ihr Alltag bald sowieso herausfordernd genug!

14 Der Drehsitz

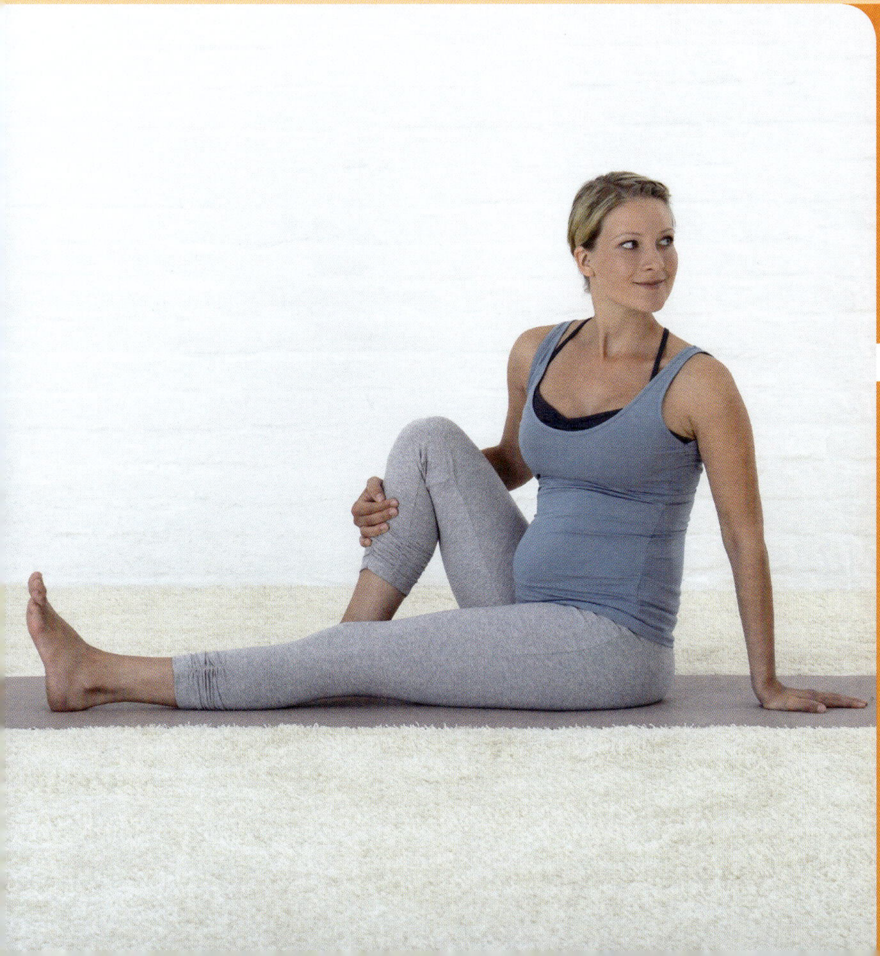

Ausgangsposition: Sitzen

1. Setzen Sie sich in den Langsitz. Stellen Sie den rechten Fuß auf Höhe der Innenseite des linken Knies auf. Die Zehen des linken Fußes sind zum Körper gezogen. Umfassen Sie mit der rechten Hand das rechte Schienbein und platzieren Sie Ihre linke Hand ca. 15 Zentimeter hinter Ihrem Gesäß. Lassen Sie die Schulterblätter entspannt nach hinten und unten sinken. Wachsen Sie noch weiter aus sich heraus und heben Sie Ihr Brustbein. Beobachten Sie Ihre Atmung.
2. Drehen Sie sich ausatmend langsam und behutsam nach links. Die Drehung beginnt in der Lendenwirbelsäule, setzt sich fort über die Brustwirbelsäule und lässt zuletzt den Kopf folgen. Beide Sitzbeinhöcker bleiben dabei am Boden und die Schultern auf einer Höhe. Wachsen Sie einatmend noch weiter aus sich heraus, indem Sie sich am aufgestellten Bein entlang aufrichten, und verstärken Sie ausatmend die Drehung ein wenig mehr. Genießen Sie die Position zwei oder drei tiefe Atemzüge lang.
3. Drehen Sie sich ausatmend langsam zurück zur Mitte. Beginnen Sie die Bewegung dabei wieder am unteren Rücken. Kommen Sie zurück in den Langsitz und spüren Sie mit geschlossenen Augen nach, ob sich Ihre beiden Körperhälften nun unterschiedlich anfühlen.
4. Wechseln Sie zur anderen Seite. Spüren Sie dann in der Kindhaltung nach und entspannen Sie Ihren Rücken.

14 Der Drehsitz

Wirkungen

- Mobilisiert die Wirbelsäule und den Brustkorb.
- Dehnt und entspannt die Rückenmuskulatur.
- Vertieft die Atmung in den Flanken.

Kontraindikationen

- Alle akuten, schmerzhaften Rücken- oder Ischiasbeschwerden.
- Starke Skoliose: Üben Sie bitte sehr behutsam.

Varianten

- Keine.

Hinweise

- Wenn sich Ihre Wirbelsäule im Langsitz runden sollte, unterlagern Sie Ihr Gesäß und Ihre hinter dem Körper aufgesetzte Hand.
- „Der Drehsitz" eignet sich gut zur Entspannung der Rückenmuskulatur nach den Standhaltungen.
- Dieser Drehsitz ist besonders gut für die Schwangerschaft geeignet, weil er Platz für den größer werdenden Bauch lässt. Dennoch kann es nötig sein, dass Sie das aufgestellte Bein in den letzten Wochen vor der Entbindung ein wenig nach außen stellen, um noch mehr Raum zu schaffen. In dieser Phase ist es außerdem möglich, dass Ihnen die Drehung zunehmend schwerfällt und Sie nicht mehr so weit wie vorher kommen – gehen Sie bitte nicht gegen diesen Widerstand an, sondern akzeptieren Sie die momentane Grenze. Auch eine leichte Drehung, die hauptsächlich in der Brustwirbelsäule stattfindet, tut Ihrem Rücken gut!
- Drehungen sollten Sie auch nach der Geburt Ihres Kindes regelmäßig genießen. Ohne Babybauch dürfen Sie auch gern zur anderen Richtung, d. h. gegen das aufgestellte Bein, drehen und tun auf diese Weise noch etwas für Ihre Verdauung. Oder üben Sie „Drehung im Stand" (Karte 25).

15 Der Winkel

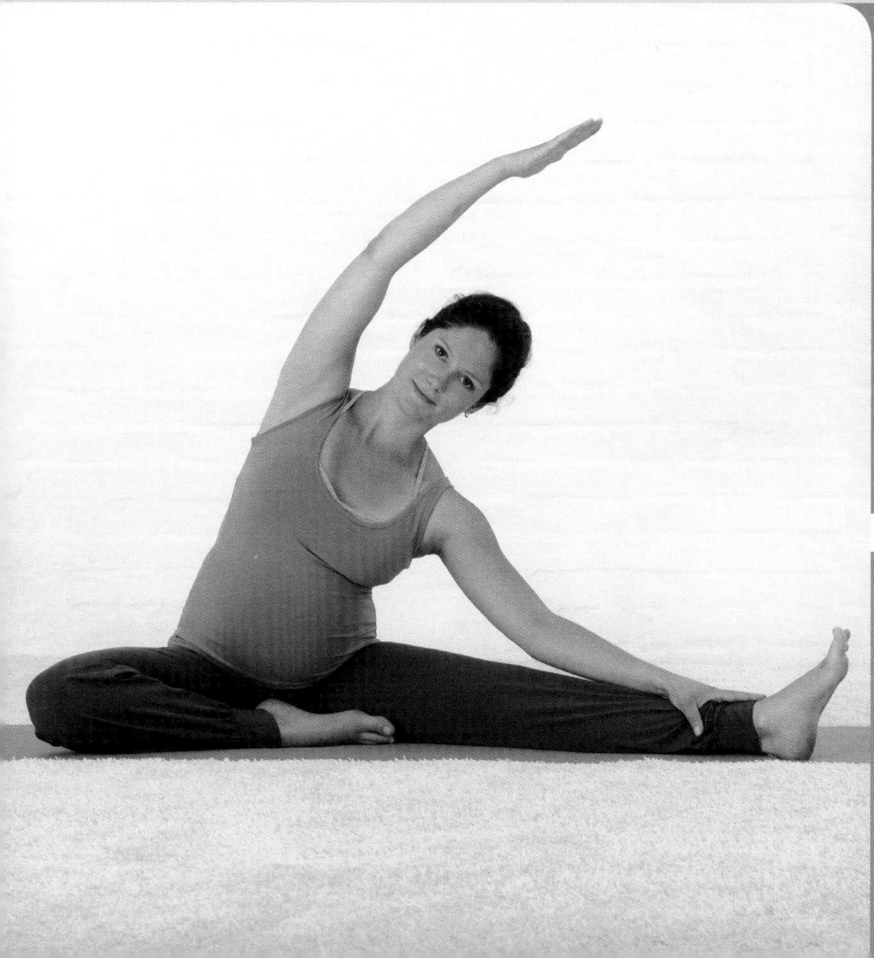

Ausgangsposition: Sitzen

1. Setzen Sie sich in den Langsitz und grätschen Sie die Beine so weit, wie es für Sie bequem ist. Winkeln Sie das rechte Bein an und bringen Sie die Fußsohle an die Innenseite des linken Oberschenkels. Wachsen Sie noch ein Stückchen aus sich heraus und heben Sie das Brustbein. Legen Sie Ihre linke Handfläche auf den linken Unterschenkel und ziehen Sie die Zehen des linken Fußes zum Körper. Beobachten Sie Ihre Atmung.
2. Drehen Sie einatmend Ihren Oberkörper leicht nach rechts auf und heben Sie den rechten Arm gestreckt über die Seite nach oben. Die Handfläche ist nach innen gedreht. Lassen Sie die Schulterblätter ausatmend entspannt nach hinten und unten sinken.
3. Beugen Sie sich ausatmend über das linke Bein. Die linke Handfläche gleitet dabei auf dem Bein entlang, bis der Unterarm aufliegt. Beide Sitzbeinhöcker bleiben fest auf dem Boden verwurzelt, die Schultern weiterhin tief. Der Kopf ist in Verlängerung der Wirbelsäule. Halten Sie die Flanken möglichst parallel und genießen Sie mehrere tiefe Atemzüge lang die Dehnung auf Ihrer rechten Seite.
4. Kommen Sie einatmend mit dem Oberkörper nach oben und lassen Sie ausatmend den Arm über die Seite sinken. Drehen Sie sich zurück und spüren Sie mit geschlossenen Augen nach, bevor Sie zur anderen Seite wechseln.

Wirkungen

- Dehnt die Muskulatur der Hüften, der Flanken und der Oberschenkel.
- Fördert die Durchblutung des Beckens und der Unterleibsorgane.
- Kann das Becken auf die Geburt vorbereiten.

Kontraindikationen

- Alle akuten, schmerzhaften Rücken- oder Ischiasbeschwerden.
- Symphysenschmerzen, Hüftgelenksdysplasien oder instabile Iliosakralgelenke.

Varianten

- Strecken Sie in der Grätsche beide Beine aus und nehmen Sie die Unterschiede zur ursprünglichen Übung wahr. Danach können Sie sich zusätzlich ausatmend mit langem Rücken in die Vorbeuge begeben. Gehen Sie dabei nur so weit, dass sich Ihr Rücken nicht rundet bzw. die Position sich angenehm für Ihren Bauch anfühlt. Streben Sie mit dem Brustbein nach vorn und oben und halten Sie die Schultern entspannt. Die Hände sind vor Ihnen auf dem Boden platziert, der Nacken ist lang. Verweilen Sie ein paar tiefe Atemzüge lang in dieser Haltung und kommen Sie heraus, indem Sie sich über die Hände behutsam nach oben drücken.

Hinweise

- Wenn es Ihnen schwerfällt, das Becken oder den Rücken aufrecht zu halten, unterlagern Sie Ihr Gesäß.
- Falls Sie zu Überstreckung neigen, unterlagern Sie das Knie Ihres ausgestreckten Beins.
- Die Grätsche im Sitzen ermöglicht es, die Strukturen der Hüfte zu dehnen und gleichzeitig das Körpergewicht an den Boden abzugeben. Sie ist daher eine gute Alternative zu Grätschübungen im Stehen, wenn Sie Ihre Schwangerschaft gerade als etwas mühsam empfinden.

16 Der Schmetterling

Sanfte Körperübungen ★

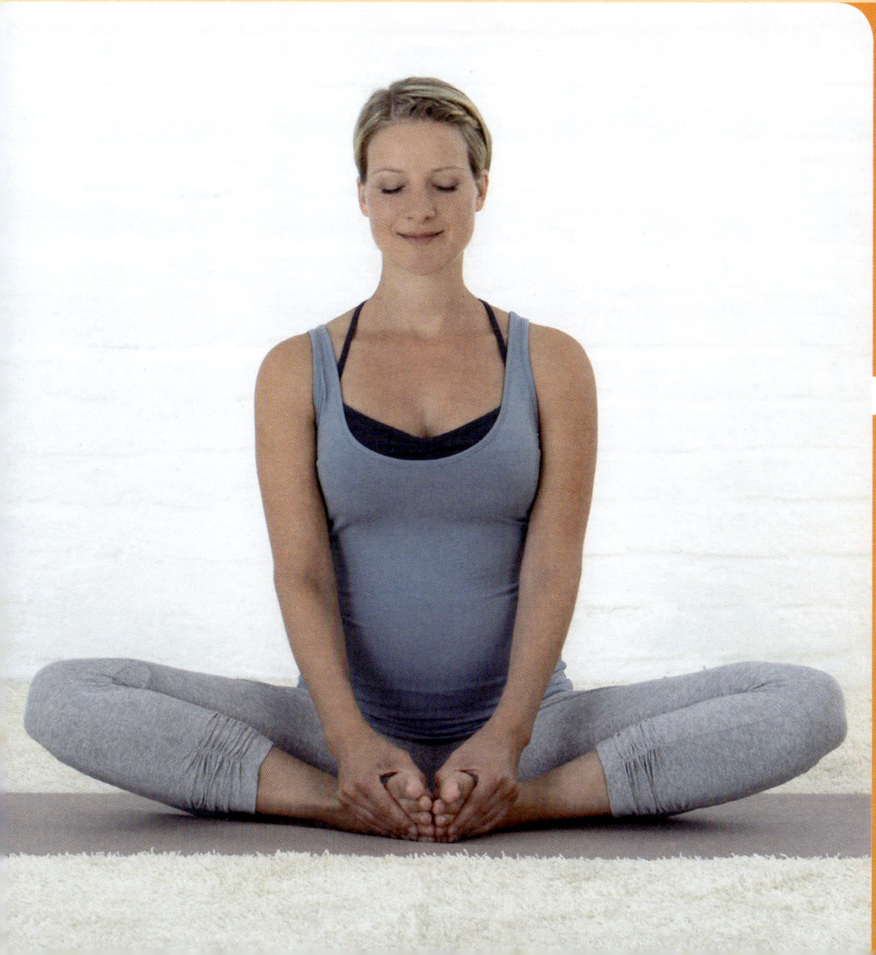

Ausgangsposition: Sitzen

1. *Setzen Sie sich in den Langsitz, stellen Sie Ihre Füße auf und ziehen Sie sie sanft Richtung Schambein. Lassen Sie Ihre Knie locker auseinander fallen und legen Sie die Fußsohlen aufeinander. Der Rücken bleibt dabei aufrecht, die Schulterblätter sinken nach hinten und unten. Umfassen Sie nun Ihre Füße und klappen Sie die Sohlen auf wie die Seiten eines Buches. Die Knie sinken dadurch tiefer. Halten Sie die Füße fest und schließen Sie die Augen. Beobachten Sie Ihre Atmung.*
2. *Wachsen Sie einatmend weiter aus sich heraus, indem Sie das Brustbein heben und den Rücken strecken, und lassen Sie ausatmend die Knie noch tiefer zu Boden sinken. Wiederholen Sie dies einige Male und genießen Sie die Weite im Beckenraum, die dadurch entsteht.*
3. *Spüren Sie in Ihr Becken hinein. Wie fühlt es sich gerade an? Spüren Sie zu Ihrem Baby hin – können Sie wahrnehmen, was es gerade tut? Ist es wach oder schläft es gerade? Schicken Sie Ihrem Kind im Geiste ein freundliches Lächeln oder einen Gedanken. Verweilen Sie noch einige tiefe Atemzüge lang in dieser Haltung.*
4. *Lösen Sie die Hände und stellen Sie sie hinter Ihrem Körper auf. Lassen Sie die Beine langsam nach vorn ausgleiten und schütteln Sie sie aus. Nehmen Sie einen bequemen und aufrechten Sitz ein und spüren Sie nach.*

16 Der Schmetterling

Wirkungen

- Dehnt die Muskulatur der Hüften und der inneren Oberschenkel.
- Löst Verspannungen im Hüftbereich.
- Fördert die Durchblutung des Beckens und der Unterleibsorgane.
- Kann das Becken auf die Geburt vorbereiten.

Kontraindikationen

- Alle akuten, schmerzhaften Rücken-, Ischias- oder Kniebeschwerden.
- Symphysenschmerzen, Hüftgelenksdysplasien oder instabile Iliosakralgelenke.
- Eine verfrühte Muttermundöffnung oder vorzeitige Wehen.

Varianten

- Diese Übung dürfen Sie auch in abgestützter Rückenlage genießen und so zu einer Entspannungshaltung machen. Bauen Sie dazu aus mehreren festen Kissen oder gefalteten Decken eine Schräge, auf die Sie Ihren Oberkörper ablegen können. Legen Sie die Hände auf Ihren Bauch und nehmen Sie Kontakt zu Ihrem Baby auf. Dabei können Sie sich in Gedanken an einen Ort begeben, den Sie Ihrem Kind gern später einmal zeigen möchten (siehe auch „Entspannung im Liegen“, Karte 50). Auch nach der Geburt ist diese Haltung eine wunderbare Möglichkeit, zu entspannen und neue Kraft zu tanken!

Hinweise

- Wenn es Ihnen schwerfällt, das Becken oder den Rücken aufrecht zu halten, unterlagern Sie Ihr Gesäß oder lehnen Sie sich mit dem Rücken an eine Wand.
- Falls Ihnen die Dehnung an den Innenseiten Ihrer Beine zu stark sein sollte, unterlagern Sie Ihre Knie.

17 Wahrnehmung des Standes

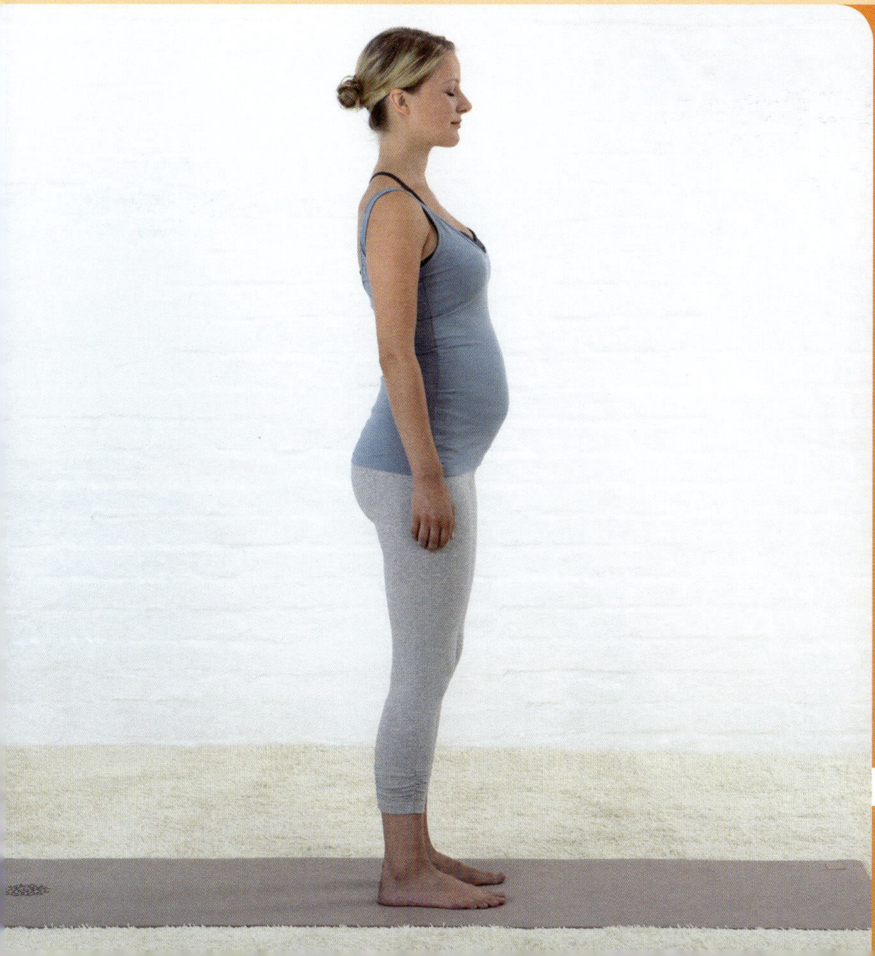

Ausgangsposition: Stand

1. *Kommen Sie in den Stand und schließen Sie die Augen. Lassen Sie Ihren Atem kommen und gehen, wie er möchte.*
2. *Heben und strecken Sie Ihre Zehen und legen Sie sie lang wieder ab. Nehmen Sie wahr, wie die Ballen Ihrer großen Zehen und die Außenkanten der Fersen auf dem Boden aufliegen. Bringen Sie diese beiden Punkte ins Gleichgewicht.*
3. *Spüren Sie, wie die Grundgelenke Ihrer kleinen Zehen und die Innenkanten der Fersen den Boden berühren. Bringen Sie nun auch ein Gleichgewicht zwischen diese beiden Punkte, sodass sich Ihr Gewicht gleichmäßig auf alle vier genannten Punkte verteilt. Nehmen Sie wahr, wie die Erde Sie trägt, und genießen Sie diese Sicherheit.*
4. *Nehmen Sie Ihren unteren Rücken wahr und entspannen Sie ihn bewusst, indem Sie die Knie leicht beugen und das Steißbein ein wenig einrollen.*
5. *Bringen Sie Ihre Schultern senkrecht über das Becken und lassen Sie die Schulterblätter nach hinten und unten sinken. Strecken Sie Ihren Nacken und tragen Sie Ihren Kopf entspannt auf der Halswirbelsäule.*
6. *Genießen Sie Ihre Aufrichtung und gleichzeitig die Stabilität und Leichtigkeit des aufrechten Standes. Verweilen Sie noch einige Atemzüge lang in dieser Haltung und spüren Sie nach.*

17 Wahrnehmung des Standes

Wirkungen

- Schult das Körperbewusstsein.
- Verbessert die eigene Haltung und kann dadurch Rückenschmerzen entgegenwirken.
- Fördert die körperliche und psychische Stabilität.
- Führt zu einem Gefühl des Geerdetseins.

Kontraindikationen

- Krampfadern oder Ödeme: Üben Sie die dynamische Variante.
- Schwindelanfälle oder Übelkeit: Lassen Sie die Augen während der Übung geöffnet.

Varianten

- Sie können diese Übung auch dynamisch gestalten, indem Sie den Stand durch kurze Gehphasen unterbrechen. Konzentrieren Sie sich bei jedem Halten der Position in Ihrer Wahrnehmung auf einen neuen Aspekt (Füße, Rücken, Schultern, Kopf).

Hinweise

- Üben Sie barfuß, da Ihnen auf diese Weise die Wahrnehmung Ihrer Füße leichter fallen kann.
- Bei fortgeschrittener Schwangerschaft kann es bequemer sein, die Füße ein wenig breiter aufzustellen, um einen stabilen Stand zu haben.
- Um die Durchblutung Ihrer Beine und Füße nach dem langen Stehen anzuregen, genießen Sie nach dieser Haltung „Die Venenpumpe" (Karte 13).
- Die durch die Übung hervorgerufene gesteigerte Wahrnehmung und meditative Stimmung lässt sich noch intensivieren, wenn Sie die „Meditation im Gehen" (Karte 47) anschließen.

18 Die Seitbeuge

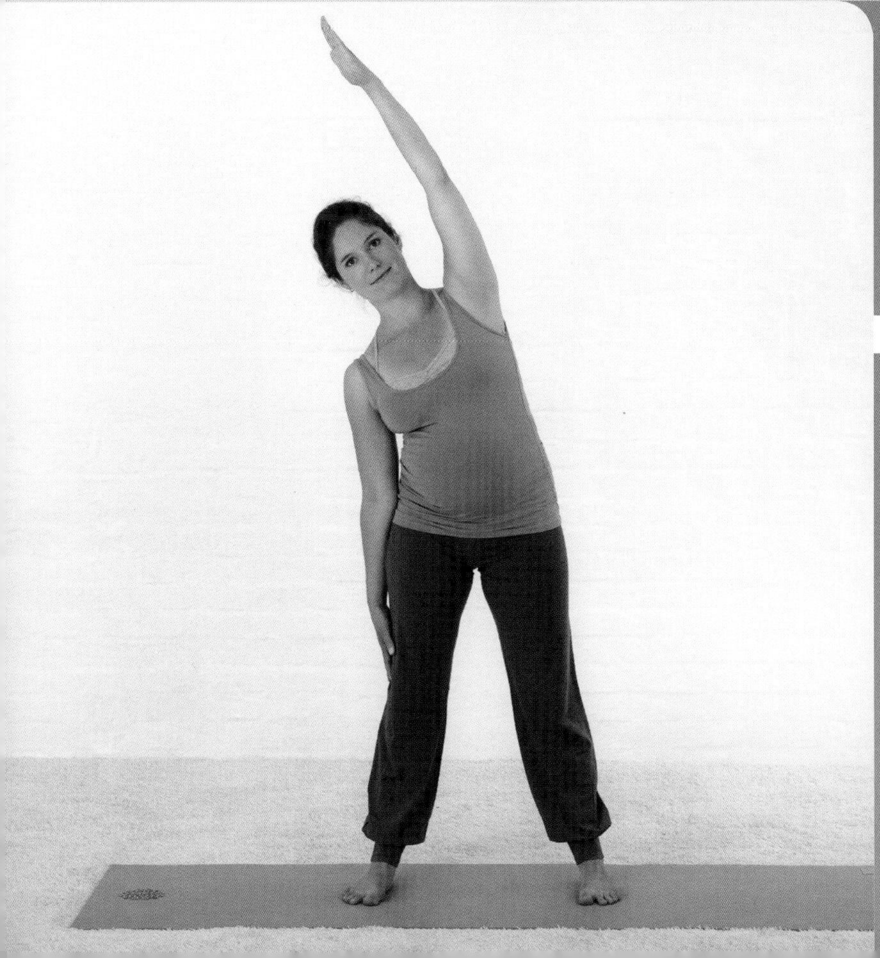

Ausgangsposition: Stand

1 Kommen Sie aus dem Stand in eine leichte Grätsche. Beobachten Sie Ihre Atmung.

2 Heben Sie einatmend den linken Arm gestreckt über die Seite nach oben und strecken Sie die gesamte linke Flanke. Die Handfläche ist dabei nach innen gedreht. Lassen Sie die Schulterblätter nach hinten und unten sinken und pressen Sie den linken Fuß fest in den Boden.

3 Neigen Sie ausatmend den Oberkörper zur rechten Seite und ziehen Sie den linken Arm mit gestreckten Fingern lang über den Kopf nach rechts. Die rechte Handfläche rutscht an der Außenseite des Beins nach unten. Atmen Sie tief in Ihre linke Flanke hinein.

4 Kommen Sie einatmend zurück zur Mitte, lassen Sie ausatmend den linken Arm sinken und heben Sie einatmend den rechten gestreckt nach oben. Wiederholen Sie die Übung zur anderen Seite.

5 Nachdem Sie sich mehrere Male zu beiden Seiten geneigt haben, halten Sie auf jeder Seite jeweils zwei oder drei Atemzüge lang. Kommen Sie dann zur Mitte zurück und spüren Sie mit geschlossenen Augen nach.

Wirkungen

- *Mobilisiert die Wirbelsäule.*
- *Dehnt die Schulter-, Rücken- und Zwischenrippenmuskulatur.*
- *Kräftigt die seitliche Rumpf- und die Rückenmuskulatur.*
- *Vertieft die Atmung im Brustbereich.*

Kontraindikationen

- *Alle akuten, schmerzhaften Rücken- oder Ischiasbeschwerden.*

Varianten

- *Sie können diese Übung auch im Schneider- oder Fersensitz durchführen. Bleiben Sie dabei mit beiden Sitzbeinhöckern auf der Unterlage und beugen Sie den passiven Arm je nach Bedarf.*
- *Eine weitere Variante ist der halbe Kniestand. Kommen Sie dazu auf die Knie und strecken Sie das Bein, zu dessen Seite Sie sich beugen wollen, zur Seite aus. Die Hand des passiven Arms können Sie zur Stabilisierung auf dem ausgestreckten Bein abstützen.*
- *Oder gehen Sie in die Grätsche und beugen Sie die Knie stark an. Die Zehen sind dabei leicht auswärts gedreht. Legen Sie den Unterarm des passiven Arms zur Unterstützung auf dem Oberschenkel ab. Bei dieser Variante kräftigen Sie zusätzlich Ihre Beinmuskulatur und stärken Ihr Durchhaltevermögen. Beides kann die Entbindung erleichtern.*

Hinweise

- *Um eine optimale Dehnung der Flanken zu erreichen, bleibt der Oberkörper bei der Neigung zur Seite in einer Ebene. Kopf, Hals und Wirbelsäule bilden dabei die ganze Zeit eine Linie, während Becken und Schultern nach vorn gerichtet sind.*

19 Dynamische Grätsche

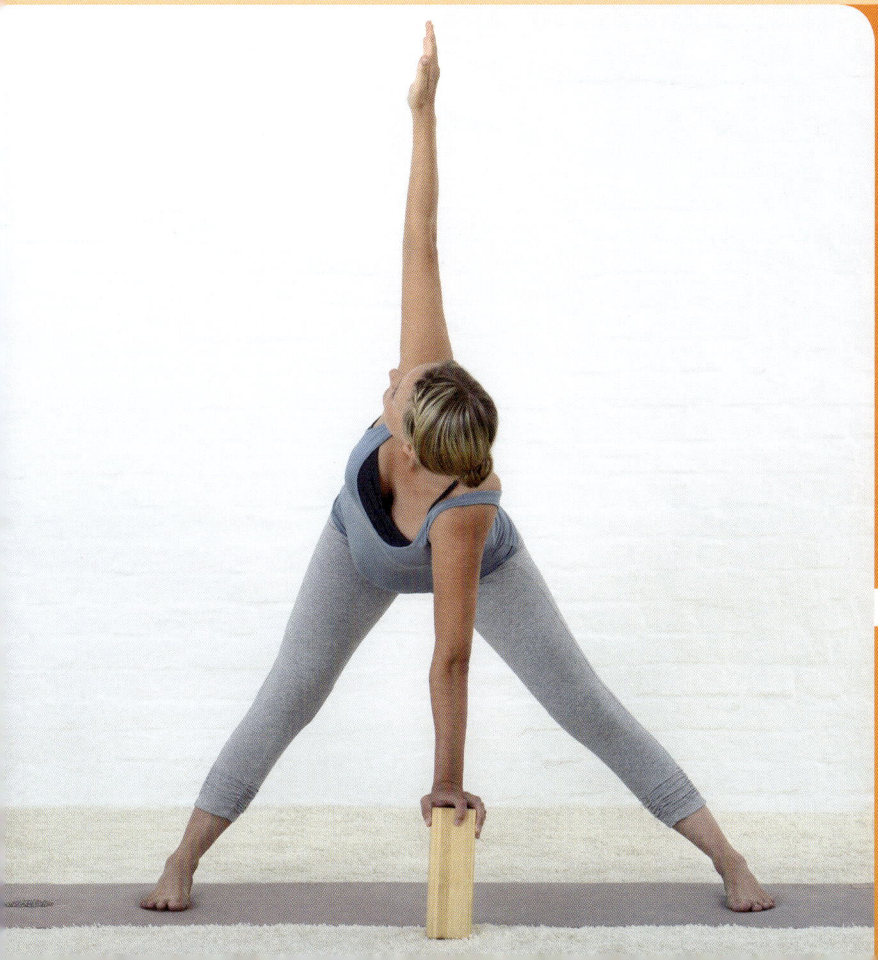

Ausgangsposition: Stand

1 Platzieren Sie einen Block hochkant und mittig vor sich und kommen Sie in die Grätsche. Beobachten Sie Ihre Atmung.

2 Beugen Sie ausatmend Ihren Oberkörper nach vorn und platzieren Sie beide Hände auf dem Block. Der Kopf ist in Verlängerung der Wirbelsäule, der Blick geht zum Boden. Stabilisieren Sie sich in der Position, indem Sie den Rücken aufspannen. Ziehen Sie dazu Scheitelpunkt und Sitzbeinhöcker sanft in entgegengesetzte Richtungen.

3 Beugen Sie ausatmend das linke Knie, Ihr Becken verlagert sich durch diese Bewegung leicht nach links. Genießen Sie die Dehnung auf der Innenseite Ihres rechten Oberschenkels. Strecken Sie einatmend das linke Bein wieder und wiederholen Sie die Übung zur anderen Seite. Wiederholen Sie dies mehrere Male.

4 Lösen Sie Ihre rechte Hand vom Block, drehen Sie sich einatmend zur rechten Seite auf und führen Sie gleichzeitig Ihren rechten Arm gestreckt in einem weiten Bogen über die Seite nach oben. Der Blick folgt dabei der Hand. Atmen Sie tief in den Brustkorb hinein. Kehren Sie ausatmend zurück und drehen Sie einatmend zur anderen Seite auf. Wiederholen Sie diese Abfolge einige Male.

5 Kommen Sie zurück in den Stand und spüren Sie mit geschlossenen Augen nach.

19 Dynamische Grätsche

Wirkungen

~ Mobilisiert die Wirbelsäule und die Hüftgelenke.

~ Dehnt die Muskulatur der Flanken und des oberen Rückens sowie an der Rückseite der Beine und der Innenseite der Oberschenkel.

~ Kräftigt die Bein- und Gesäßmuskulatur.

~ Fördert die Durchblutung des Beckens.

~ Vertieft die Atmung.

Kontraindikationen

~ Alle akuten, schmerzhaften Rücken-, Ischias- oder Kniebeschwerden.

~ Symphysenschmerzen, Hüftgelenksdysplasien oder instabile Iliosakralgelenke.

~ Schwindelanfälle oder Übelkeit.

Varianten

~ Strecken Sie im Kniestand das rechte Bein seitlich aus, setzen Sie die linke Hand vor sich auf, drehen Sie sich einatmend nach rechts auf und führen Sie Ihren rechten Arm nach oben. Kommen Sie ausatmend zurück. Wechseln Sie nach einigen Durchgängen die Seite.

~ Falls Sie sehr flexibel sind, können Sie gern ohne Block üben und die Hände direkt auf dem Boden platzieren.

Hinweise

~ Sollten Sie keinen Block zur Hand haben oder in der vorgebeugten Position den Rücken nicht aufgespannt halten können, dürfen Sie sich auf einem Hocker oder an einem stabilen Regal abstützen.

~ Sie können diese Übung gern in Kombination mit anderen Standhaltungen genießen, indem Sie nach der „Dynamischen Grätsche“ direkt in „Kriegervariationen“ (Karte 35) oder „Das Dreieck“ (Karte 36) fließen.

20 Die Göttin

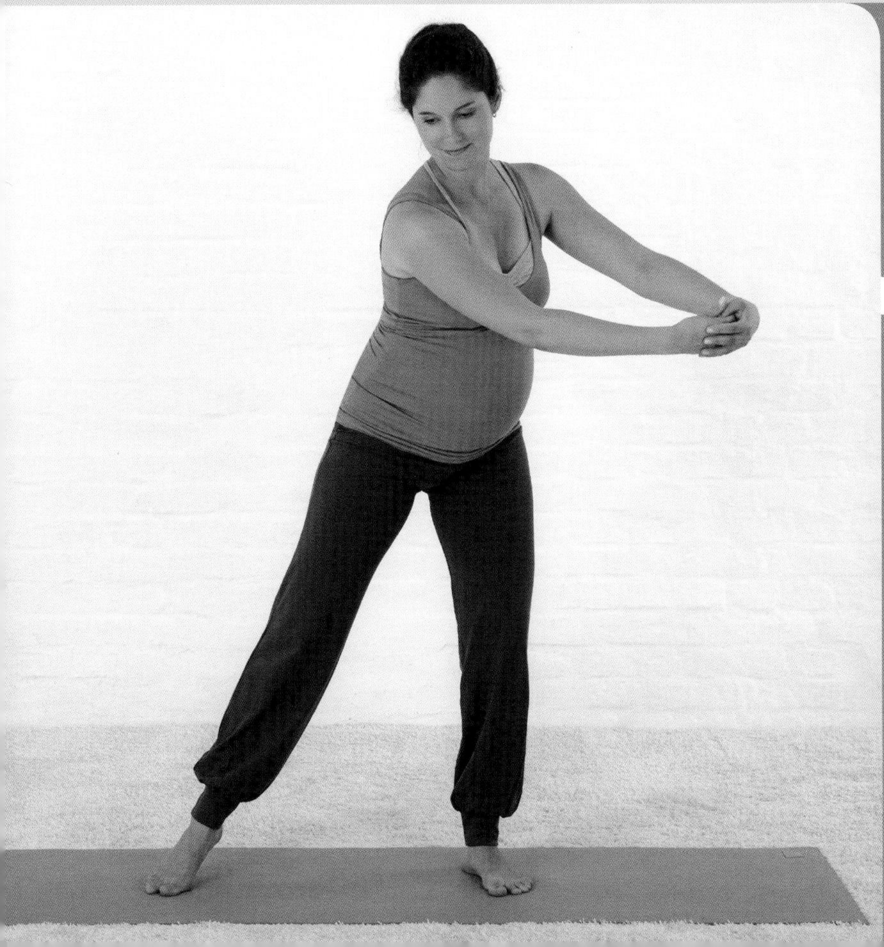

Ausgangsposition: Stand

1 Nehmen Sie eine leichte Grätsche ein, die Füße sind dabei leicht nach außen gedreht. Richten Sie das Becken auf und beugen Sie leicht die Knie. Lassen Sie die rechte Hand in der linken ruhen. Schließen Sie die Augen und spüren Sie in die Position hinein. Lassen Sie den Atem kommen und gehen, wie er möchte.

2 Öffnen Sie wieder die Augen und bewegen Sie Ihre Hände vor dem Becken in einer wiegenden Bewegung hin und her. Lassen Sie die Bewegung allmählich größer und dynamischer werden, indem Sie das Bein, auf dessen Seite sich die Hände gerade befinden, stärker beugen und das andere mehr strecken.

3 Machen Sie aus der Halbkreisbewegung Ihrer Hände einen ganzen Kreis, indem Sie sie über den Kopf bewegen. Lassen Sie den ganzen Körper dieser Bewegung folgen, indem Sie einatmend die Beine strecken, wenn sich die Hände über dem Kopf befinden, und sie ausatmend beugen, wenn die Hände wieder vor das Becken fließen. Folgen Sie den Händen mit Ihrem Blick und stellen Sie sich vor, wie Ihr Baby gerade sanft hin und her geschaukelt wird. Ändern Sie nach einer Weile die Drehrichtung.

4 Lassen Sie die Bewegung allmählich wieder kleiner werden. Kommen Sie in den Stand und spüren Sie mit geschlossenen Augen nach.

Wirkungen

- Kräftigt die Bein-, Schulter- und Rückenmuskulatur.
- Regt die Atmung, den Kreislauf und die Verdauung an.
- Wirkt allgemein belebend.
- Kann stimmungsaufhellend wirken.
- Kann Ihrem Baby helfen, sich in eine optimale Geburtsposition zu begeben oder tiefer ins Becken zu sinken.

Kontraindikationen

- Alle akuten, schmerzhaften Rücken- oder Kniebeschwerden.
- Bluthochdruck, Schwindelanfälle oder Übelkeit: Üben Sie bitte die sanfte Variante.

Varianten

- Wenn Ihnen bei über den Kopf gehobenen Händen schwindelig werden sollte, bleiben Sie bei der wiegenden Bewegung vor dem Körper.

Hinweise

- Diese Übung ähnelt Haltungen indischer Göttinnen auf religiösen Darstellungen. Spüren Sie die Lebensfreude, die sich durch die schwungvollen Kreise und die geschmeidigen Bewegungen Ihres ganzen Körpers einstellen kann. Mutter zu werden, ist sicherlich anstrengend, aber vielleicht die schönste Sache der Welt. Sollten Sie manchmal Zweifel ob Ihrer neuen Rolle verspüren, können Sie durch diese Übung zu neuer Stärke finden. Fühlen Sie sich wie eine Göttin!
- Wenn Sie merken, dass Ihr Atem zu gepresst wird, lassen Sie die Bewegungen ruhiger werden.
- Babys lieben es immer, sanft geschaukelt zu werden. Wenn Sie diese Übung in den letzten Wochen vor der Geburt regelmäßig genießen, helfen Sie Ihrem Kind außerdem dabei, sich in eine gute Position für die Geburt zu begeben.

21 Der Tänzer

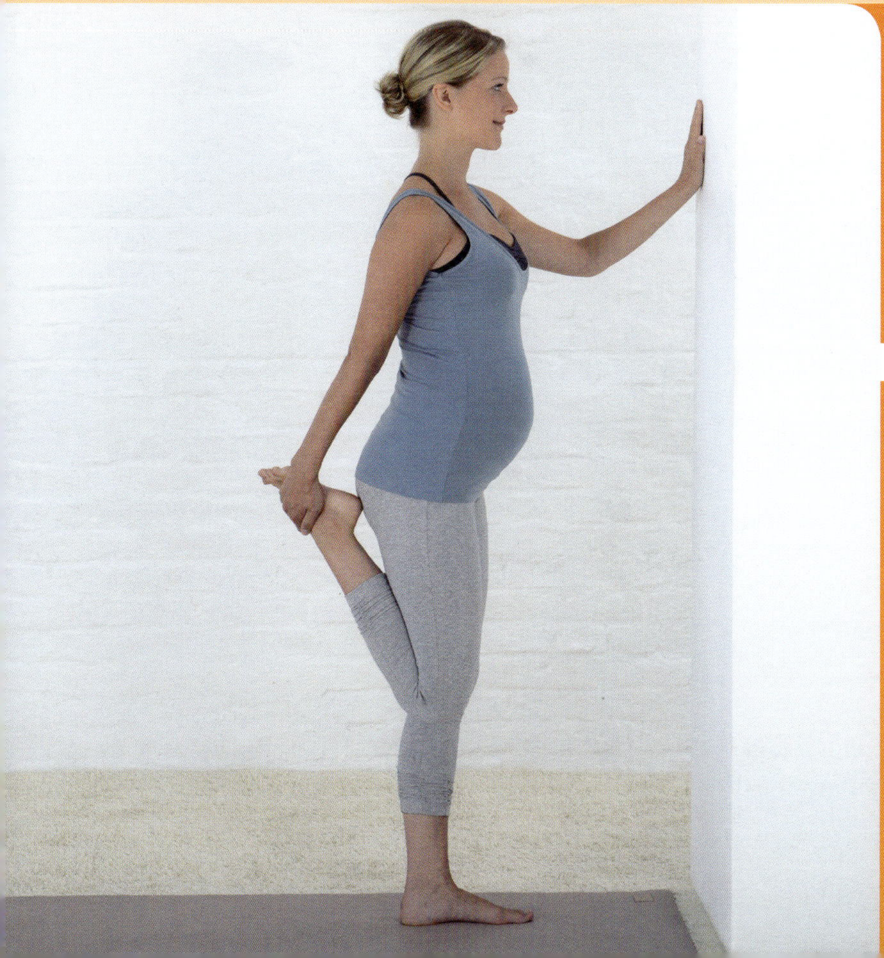

Ausgangsposition: Stand (+Wand)

1. Stellen Sie sich etwa 30 Zentimeter von einer Wand entfernt auf, das Gesicht zur Wand gerichtet. Platzieren Sie die linke Hand ungefähr in Höhe Ihres Kopfes an der Wand. Verlagern Sie Ihr Gewicht auf das linke Bein und drücken Sie den Fuß kräftig gegen den Boden. Wachsen Sie aus Ihrer linken Seite heraus nach oben, sodass das Standbein, das Becken und der Oberkörper eine gerade Linie bilden. Lassen Sie den Atem kommen und gehen, wie er möchte.
2. Heben Sie den rechten Fuß zum Gesäß. Umfassen Sie den Fußrücken mit Ihrer rechten Hand und ziehen Sie die Ferse noch stärker zum Gesäß. Das Becken ist dabei aufgerichtet, beide Hüftknochen befinden sich auf einer Höhe. Die Oberschenkel sind parallel, die Knie nebeneinander. Genießen Sie die Dehnung an der Vorderseite Ihres rechten Oberschenkels.
3. Wenn Sie sich in dieser Position stabil fühlen, fixieren Sie einen Punkt vor sich an der Wand und lösen Sie die linke Hand. Strecken Sie den linken Arm senkrecht nach oben und lassen Sie die Schulterblätter entspannt nach hinten und unten sinken. Verweilen Sie so einige Atemzüge lang.
4. Führen Sie den linken Arm ruhig über die Seite nach unten und stellen Sie dann den rechten Fuß auf den Boden. Spüren Sie mit geschlossenen Augen nach und wechseln Sie dann zur anderen Seite.

Wirkungen

- Dehnt die Vorderseite der Oberschenkel und die Leiste.
- Kräftigt die Bein- und Fußmuskulatur sowie die tieferen Schichten der Rückenmuskulatur.
- Stärkt den Gleichgewichtssinn.
- Wirkt beruhigend.
- Steigert das Konzentrationsvermögen.

Kontraindikationen

- Alle akuten, schmerzhaften Knie- oder Fußgelenkbeschwerden.
- Niedriger Blutdruck oder Schwindelanfälle: Lassen Sie die Hand zur Stabilisierung an der Wand.

Varianten

- Wenn Sie sich in der Haltung mit dem senkrecht nach oben gestreckten Arm sehr sicher fühlen, üben Sie die fortgeschrittene Variante: Nehmen Sie dazu beide Hände zum gehobenen Fuß, ziehen Sie die Schulterblätter zueinander und rollen Sie das Steißbein ein.

Hinweise

- Sollten Sie mit dem Becken seitlich ausweichen, konzentrieren Sie sich wieder auf das Gefühl, aus sich herauszuwachsen.
- Wenn Sie ins Hohlkreuz geraten, verringern Sie entweder den Zug am Fußrücken oder rollen Sie das Steißbein ein.
- Falls Sie zu Überstreckung neigen, beugen Sie das Standbein leicht an, um das Kniegelenk zu schonen.
- Verweilen Sie nicht länger als eine halbe Minute in der Position und schütteln Sie danach beide Beine gründlich aus. Oder schließen Sie „Die Venenpumpe“ (Karte 13) an.
- Wenn Sie eine ganze Abfolge von Übungen an der Wand praktizieren möchten, lesen Sie bitte „Der Tisch“ (Karte 22).

Der Tisch

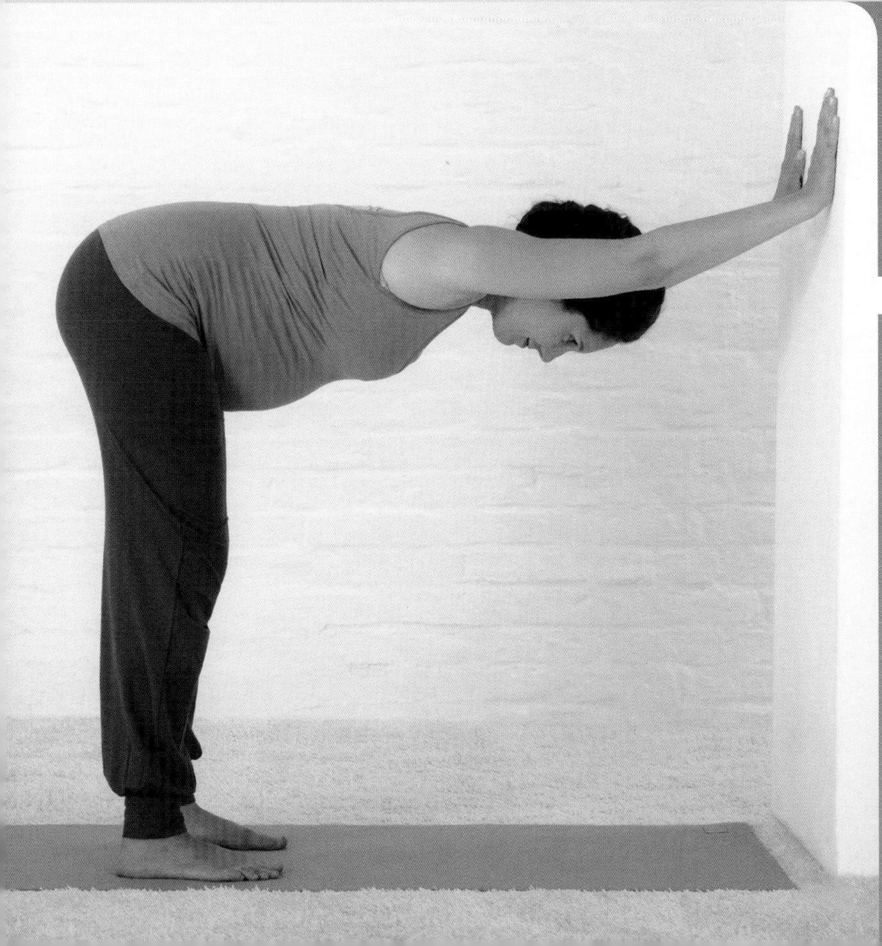

Ausgangsposition: Stand (+Wand)

1 Stellen Sie sich etwa 50 Zentimeter von einer Wand entfernt auf, das Gesicht zur Wand gerichtet. Strecken Sie die Arme auf Schulterhöhe aus und platzieren Sie die Handflächen mit leicht gespreizten Fingern an der Wand. Lassen Sie den Atem kommen und gehen, wie er möchte.

2 Laufen Sie mit den Füßen so weit zurück, bis sich Ihr Oberkörper parallel zum Boden befindet und mit Ihren Beinen einen rechten Winkel bildet. Die Hände rutschen dabei an der Wand nach unten. Stellen Sie Ihre Füße hüftgelenksbreit auf, die Knie sind leicht gebeugt. Strecken Sie Ihren Rücken, indem Sie die Handflächen leicht gegen die Wand pressen und gleichzeitig die Sitzbeinhöcker in die andere Richtung streben lassen. Ziehen Sie die Schulterblätter diagonal Richtung Gesäß. Der Kopf ist in Verlängerung der Wirbelsäule, der Blick geht zum Boden. Genießen Sie das Gefühl der Weite und der Streckung in Ihrem Rücken. Verweilen Sie mehrere Atemzüge lang in dieser Position.

3 Richten Sie den Oberkörper langsam wieder auf und laufen Sie gleichzeitig mit den Füßen Richtung Wand. Kommen Sie in den Stand, schließen Sie die Augen und spüren Sie nach.

Wirkungen

- Streckt die gesamte Wirbelsäule.
- Dehnt die Brust-, Arm- und Schultermuskulatur.
- Entlastet den unteren Rücken.

Kontraindikationen

- Alle akuten, schmerzhaften Rückenbeschwerden.

Varianten

- Sie können auch mit gegrätschten Beinen üben, um gleichzeitig die Rückseite Ihrer Beine zu dehnen. Kommen Sie dazu erst in die Haltung und öffnen Sie dann Ihre Beine zur Grätsche. Verwenden Sie dabei unbedingt eine rutschfeste Unterlage zur Stabilisierung.

Hinweise

- Wenn Sie keine freie Wandfläche zur Verfügung haben, können Sie als Stütze auch ein stabiles Regal benutzen.
- Sollten Sie ins Hohlkreuz geraten, rollen Sie das Steißbein leicht ein.
- Indem Sie die Hände an die Wand pressen und die Sitzbeinhöcker in die entgegengesetzte Richtung streben lassen, schaffen Sie maximalen Platz zwischen den einzelnen Wirbelkörpern Ihrer Wirbelsäule.
- Genießen Sie folgende Abfolge an der Wand: zunächst „Der Tänzer“ (Karte 21) und „Der Tisch“, dann „Die Vorbeuge“ (Karte 26). Aus dieser Position können Sie abschließend mit dem Gesäß an der Wand herunter rutschen und in „Die tiefe Hocke“ (Karte 27) mit dem Rücken an der Wand kommen. Schütteln Sie danach gut die Beine aus oder schließen Sie „Die Venenpumpe“ (Karte 13) an.

23 Der Baum

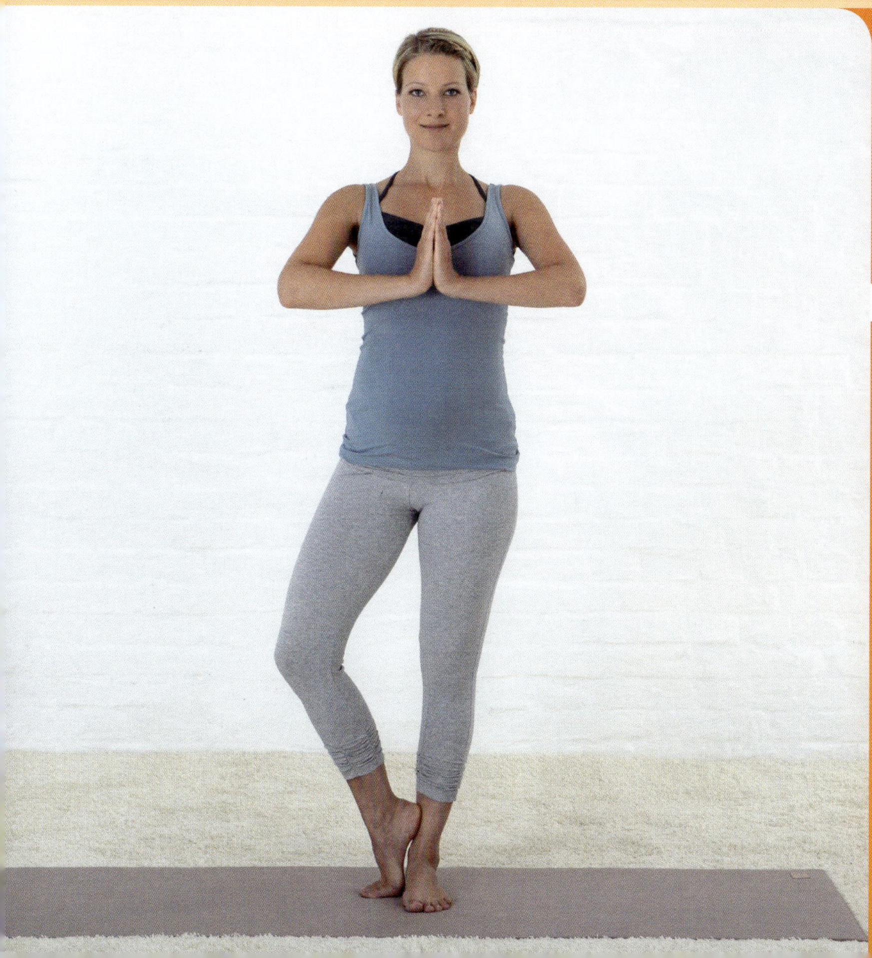

Ausgangsposition: Stand

1 Kommen Sie in den Stand. Verlagern Sie Ihr Gewicht auf das linke Bein und drücken Sie den linken Fuß kräftig gegen den Boden. Wachsen Sie aus Ihrer linken Seite heraus nach oben, sodass das Standbein, das Becken und der Oberkörper eine gerade Linie bilden. Lassen Sie den Atem kommen und gehen, wie er möchte.

2 Heben Sie das rechte Bein, beugen Sie es an und drehen Sie es im Hüftgelenk leicht nach außen. Stellen Sie die rechte Ferse an den Innenknöchel des Standbeins, die Zehen zeigen dabei nach außen. Legen Sie die Handflächen vor der Brust aufeinander. Suchen Sie sich mit den Augen einen Punkt ungefähr einen Meter vor Ihnen auf dem Boden oder an der gegenüberliegenden Wand und fixieren Sie diesen.

3 Heben Sie einatmend langsam die aufeinander gelegten Hände über den Kopf. Wenn Sie sich in dieser Position stabil fühlen, lösen Sie die Handflächen voneinander und öffnen Sie die gestreckten Arme zu einem „V". Lassen Sie die Schulterblätter entspannt nach hinten und unten sinken. Verweilen Sie so einige Atemzüge lang.

4 Führen Sie die Arme ruhig über die Seite nach unten und stellen Sie dann den rechten Fuß zurück auf den Boden. Spüren Sie mit geschlossenen Augen nach und wechseln Sie dann zur anderen Seite.

Wirkungen

- Mobilisiert das Hüftgelenk.
- Kräftigt die Bein- und Fußmuskulatur sowie die tieferen Schichten der Rückenmuskulatur.
- Stärkt den Gleichgewichtssinn.
- Wirkt beruhigend.
- Steigert das Konzentrationsvermögen.

Kontraindikationen

- Alle akuten, schmerzhaften Knie- oder Fußgelenkbeschwerden.
- Niedriger Blutdruck oder Schwindelanfälle: Üben Sie bitte vor einer Wand.

Varianten

- Wenn Sie sehr beweglich sind, üben Sie die fortgeschrittenen Varianten. Platzieren Sie dabei den Fuß entweder an der Innenseite des Knies Ihres Standbeins oder legen Sie ihn so hoch wie möglich an die Innenseite des Oberschenkels. Drücken Sie mit dem Fuß gegen den Oberschenkel und umgekehrt, um der Position mehr Stabilität zu verleihen. Das Knie des erhobenen Beins ist dabei gebeugt und zeigt zur Seite.
- Stellen Sie sich vor, wie Ihnen aus der Fußsohle Ihres Standbeins Wurzeln wachsen, die Sie tief in der Erde verankern. Sie sind ein Baum, der allen Stürmen und Widrigkeiten zum Trotz immer wieder zu seiner stabilen Mitte zurückfindet. Bewahren Sie sich dieses Gefühl – Sie werden es später im Alltag mit Ihrem Baby brauchen!

Hinweise

- Sollten Sie mit dem Becken seitlich ausweichen, konzentrieren Sie sich wieder auf das Gefühl, aus sich herauszuwachsen.
- Falls Sie zu Überstreckung neigen, beugen Sie das Standbein leicht an, um das Kniegelenk zu schonen.
- Verweilen Sie nicht länger als eine halbe Minute in der Position und schütteln Sie danach beide Beine gründlich aus. Oder schließen Sie „Die Venenpumpe“ (Karte 13) an.

24 Die Schultern dehnen

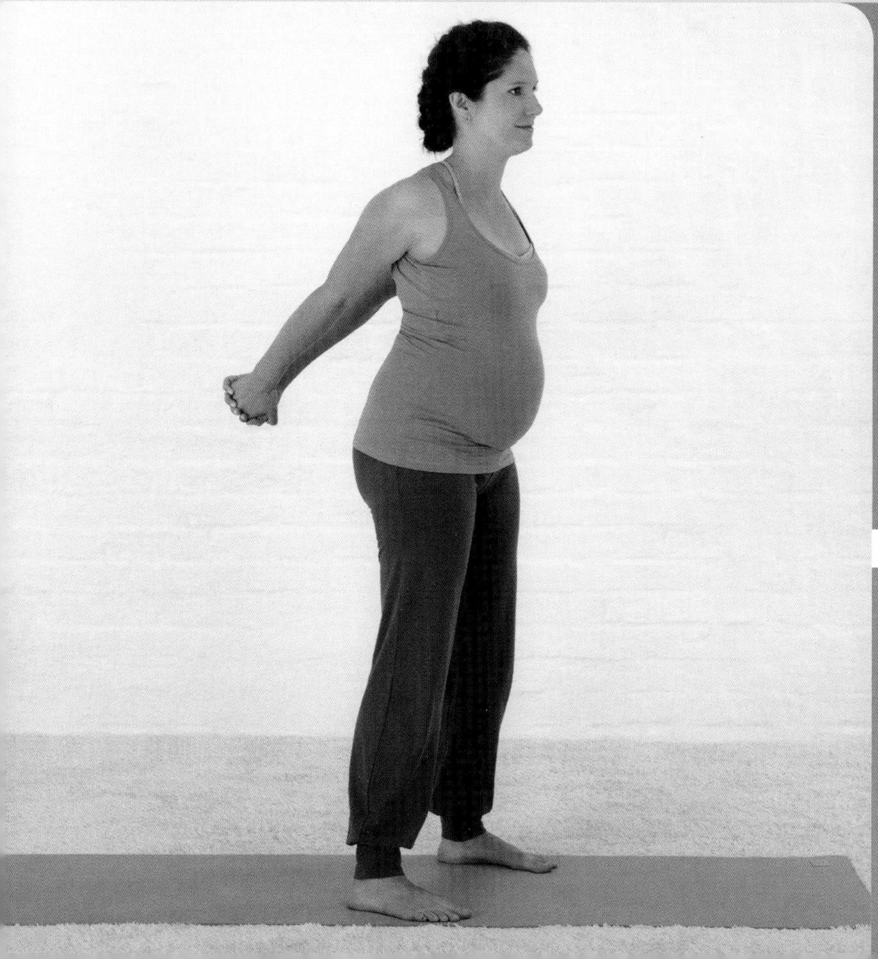

Ausgangsposition: Stand

1 Kommen Sie aus dem Stand in eine leichte Grätsche. Beobachten Sie Ihre Atmung.

2 Verschränken Sie die Hände vor dem Körper und drehen Sie die Handflächen nach außen. Strecken Sie die Arme und heben Sie das Brustbein.

3 Heben Sie einatmend die Arme langsam über vorn, bis die Hände über dem Kopf angekommen sind. Strecken Sie sich genüsslich über die Arme in die Länge. Lassen Sie ausatmend die Schulterblätter nach hinten und unten sinken. Verweilen Sie so zwei oder drei Atemzüge lang.

4 Lassen Sie ausatmend die Arme wieder über vorn sinken, lösen Sie die Verschränkung der Finger und spüren Sie kurz mit geschlossenen Augen nach.

5 Verschränken Sie die Hände hinter dem Körper und strecken Sie die Arme. Nehmen Sie wahr, wie sich dadurch die Schulterblätter einander nähern. Heben Sie einatmend die Arme nach hinten und oben, als sei an den Händen ein Faden befestigt, der sie sanft nach oben ziehen würde. Die Schultern bleiben dabei tief. Genießen Sie die Dehnung im Schultergürtel und atmen Sie zwei oder drei Atemzüge lang tief in den Brustkorb hinein.

6 Senken Sie ausatmend die Arme langsam ab. Lösen Sie die Verschränkung der Hände, lassen Sie kurz die Schultern kreisen und spüren Sie mit geschlossenen Augen nach.

Wirkungen

- Dehnt die Schulter- und Brustmuskulatur.
- Kräftigt die obere Rückenmuskulatur.
- Löst Verspannungen im Schultergürtel.
- Vertieft die Atmung im Brustbereich.

Kontraindikationen

- Alle akuten, schmerzhaften Schulterbeschwerden.

Varianten

- Sie können die Übung auch gern im Fersensitz durchführen.
- Verschränken Sie die Hände einmal nicht auf die gewohnte Weise, sondern legen Sie den anderen Daumen nach oben und nehmen Sie beim Üben die Unterschiede wahr.
- Wenn Sie gern anspruchsvoller üben möchten, praktizieren Sie den zweiten Teil der Übung in der Grätsche: Beugen Sie ausatmend Ihre Knie und senken Sie den Oberkörper nach vorn ab. Stabilisieren Sie sich in dieser Position, indem Sie den Rücken aufspannen. Ziehen Sie dazu Scheitelpunkt und Sitzbeinhöcker sanft in entgegengesetzte Richtungen. Der Kopf ist in Verlängerung der Wirbelsäule. Strecken Sie nun mehrere Male einatmend die hinter dem Körper verschränkten Hände Richtung Decke und lassen Sie sie ausatmend weiter Richtung Kopf absinken. Senken Sie dann die Arme langsam ab. Lösen Sie die Verschränkung der Hände und kommen Sie zurück in den Stand.

Hinweise

- Schließen Sie zum Ausgleich die Schulterübungen aus „Entspannte Schultern“ (Karte 10) an. Diese Übungen können Sie auch im Stand praktizieren.
- Schulterdehnungen sind auch nach der Geburt Ihres Babys ratsam, um eventuell durch das Stillen und Tragen entstandene Verspannungen wieder zu lösen.

Wirkungen

- Mobilisiert die Wirbelsäule.
- Dehnt die Arm-, Schulter- und Rückenmuskulatur.
- Entspannt den unteren Rücken.
- Gibt frische Energie.

Kontraindikationen

- Alle akuten, schmerzhaften Rücken- oder Ischiasbeschwerden.
- Starke Skoliose: Üben Sie bitte sehr behutsam.

Varianten

- Falls Ihnen der erste Teil der Übung zu intensiv ist, stellen Sie sich hüftgelenksbreit hin und strecken Sie einatmend die Arme seitlich auf Schulterhöhe aus. Heben Sie das Brustbein leicht an und lassen Sie ausatmend die Schulterblätter entspannt nach hinten und unten sinken. Wachsen Sie einatmend noch ein Stückchen mehr aus sich heraus und drehen Sie sich ausatmend zur rechten Seite. Beginnen Sie bei der Lendenwirbelsäule und lassen Sie zuletzt den Kopf folgen. Halten Sie das Becken dabei die ganze Zeit nach vorn gerichtet. Der Blick geht zur rechten Hand. Kommen Sie einatmend zurück zur Mitte und drehen Sie ausatmend zur anderen Seite.

Hinweise

- Praktizieren Sie nach dem Üben der Standhaltungen zum Ausgleich die Pendelbewegung, um die Rückenmuskulatur wieder zu entspannen.
- Auch nach der Geburt Ihres Kindes sind Drehungen eine Wohltat für Ihren verspannten Rücken. Genießen Sie deshalb auch regelmäßig „Der Drehsitz“ (Karte 14).

25 Drehung im Stand

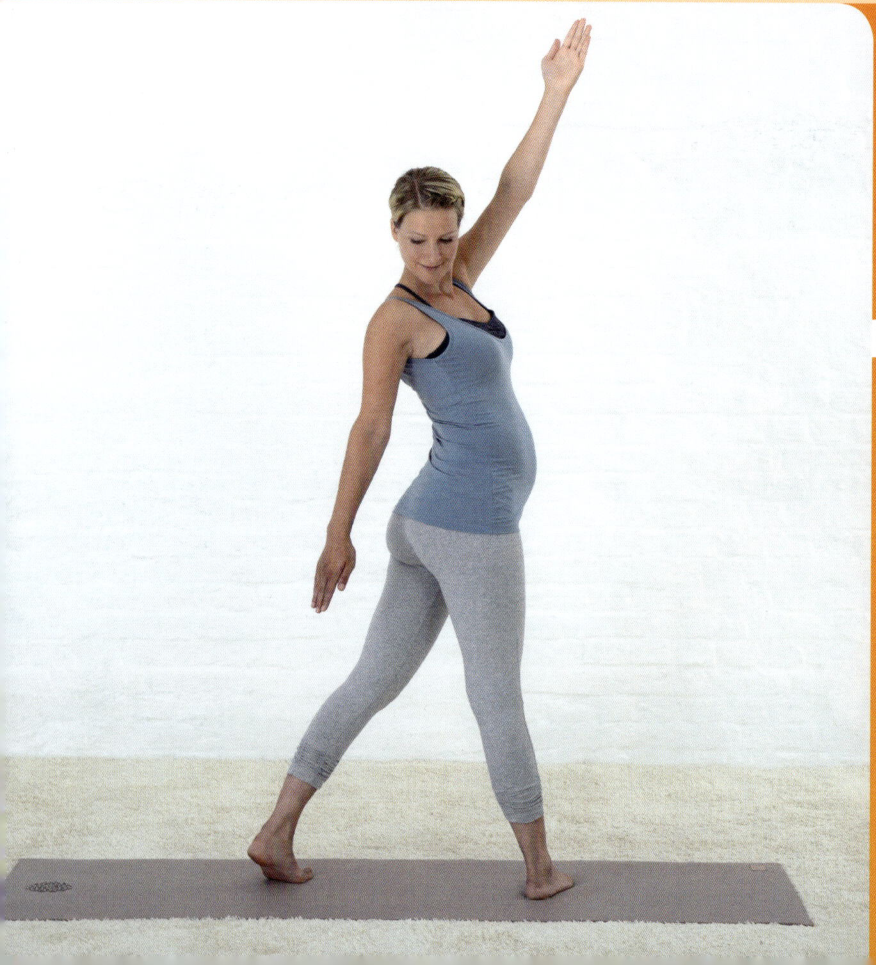

Ausgangsposition: Stand

1. Kommen Sie aus dem Stand in eine leichte Grätsche. Beobachten Sie Ihre Atmung.
2. Heben Sie einatmend den linken Arm gestreckt über die Seite nach oben und strecken Sie gleichzeitig den rechten nach unten. Spüren Sie die dadurch entstehende Dehnung, die bis in die Fingerspitzen reicht. Lassen Sie ausatmend die Schulterblätter nach hinten und unten sinken.
3. Blicken Sie einatmend zu Ihrer rechten Hand. Drehen Sie ausatmend Ihren Oberkörper zur rechten Seite, sodass die Finger der rechten Hand zur linken Ferse zeigen, und kommen Sie gleichzeitig auf die Zehenspitzen des linken Fußes. Folgen Sie Ihrer rechten Hand bei dieser Drehung mit dem Blick. Genießen Sie nun die intensive Dehnung durch den ganzen Körper. Verweilen Sie zwei bis drei tiefe Atemzüge lang in dieser Position.
4. Kommen Sie einatmend zurück zur Mitte und lassen Sie ausatmend den linken Arm sinken. Wiederholen Sie die Übung zur anderen Seite.
5. Drehen Sie sich mit weichen Knien locker von Seite zu Seite und lassen Sie dabei Ihre Arme entspannt um Ihren Körper schwingen. Der Kopf folgt der Bewegung des Oberkörpers. Genießen Sie das sanfte Pendeln.
6. Kommen Sie allmählich zurück zur Mitte und spüren Sie mit geschlossenen Augen nach.

26 Die Vorbeuge

Wirkungen

- Dehnt die gesamte Rückenmuskulatur.
- Entspannt den Nackenbereich.
- Wirkt beruhigend.
- Kann gegen Müdigkeit helfen.

Kontraindikationen

- Alle akuten, schmerzhaften Ischiasbeschwerden.
- Bluthochdruck, Schwindelanfälle oder Übelkeit.
- Alle akuten Entzündungen im Kopfbereich oder Kopfschmerzen.

Varianten

- Wenn Sie sehr beweglich sind und bereits Erfahrung mit der Vorbeuge haben, üben Sie die fortgeschrittene Variante: Bringen Sie dazu die Handflächen bis auf den Boden und stützen Sie sich auf ihnen ab. Da der Bauch in dieser Position zwischen die Beine kommt, müssen Sie eventuell die Füße noch ein wenig breiter stellen. Auch hier pressen die Sitzbeinhöcker gegen die Wand, die Knie sind stark gebeugt, und der Kopf hängt locker.

Hinweise

- Wegen der hormonell bedingten Lockerung der Bänder und des hohen Gewichtes, das bei fortschreitender Schwangerschaft auf dem unteren Rücken lastet, ist es sehr wichtig, sich beim Hochkommen abzustützen. Lassen Sie außerdem während der gesamten Übung die Knie stark gebeugt.
- Wenn Sie eine ganze Abfolge von Übungen an der Wand praktizieren möchten, lesen Sie bitte „Der Tisch“ (Karte 22).

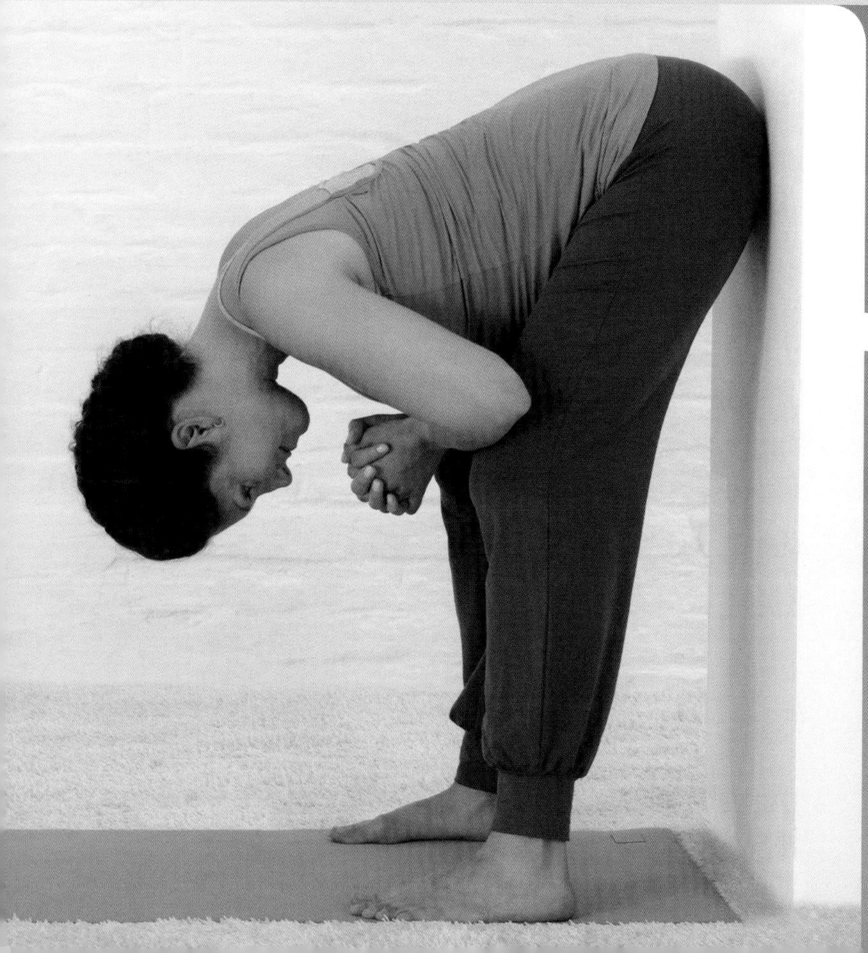

Ausgangsposition: Stand (+Wand)

1. *Stellen Sie sich etwa 30 Zentimeter von einer Wand entfernt in eine leichte Grätsche und lehnen Sie den Rücken gegen die Wand. Die Knie sind dabei stark gebeugt, die Arme hängen entspannt neben dem Körper. Genießen Sie das Gefühl, dass Sie sich mit Rücken und Hinterkopf an die Wand anlehnen und so einen Teil Ihres Gewichtes abgeben können. Beobachten Sie Ihre Atmung.*
2. *Legen Sie die Hände auf Ihre Oberschenkel und begeben Sie sich ausatmend langsam nach unten in die Vorbeuge, indem Sie die Sitzbeinhöcker fest gegen die Wand pressen und gleichzeitig die Handflächen auf den Oberschenkeln so weit herunterrutschen lassen, bis die Unterarme aufliegen. Der Rücken bleibt dabei lang. Kommen Sie so tief, wie es Ihnen heute angenehm ist, und verschränken Sie die Hände. Lassen Sie das Gewicht Ihres Rumpfes auf Ihren Armen ruhen und den Kopf schwer hängen. Schütteln Sie den Kopf zur Lockerung behutsam leicht hin und her. Verweilen Sie einige tiefe Atemzüge lang in dieser Position.*
3. *Stützen Sie sich mit den Händen auf den Oberschenkeln ab und stemmen Sie sich nach oben. Bringen Sie Rücken und Hinterkopf wieder an die Wand. Schließen Sie dann die Augen und spüren Sie nach.*

27 Die tiefe Hocke

Wirkungen

- ~ Mobilisiert die Hüftgelenke.
- ~ Dehnt die Oberschenkelmuskulatur und die Achillessehne.
- ~ Entlastet den unteren Rücken.
- ~ Weitet das Becken- und Dammgewebe und kann auf diese Weise die Geburt erleichtern.
- ~ Kann Ihrem Baby helfen, sich in eine optimale Geburtsposition zu begeben.

Kontraindikationen

- ~ Alle akuten, schmerzhaften Knie- oder Fußgelenkbeschwerden.
- ~ Symphysenschmerzen, Hämorrhoiden, eine verfrühte Muttermundöffnung, vorzeitige Wehen oder Beckenendlage Ihres Babys.

Varianten

- ~ Keine.

Hinweise

- ~ Wenn Sie Schwierigkeiten mit dem Gleichgewicht haben, lehnen Sie sich mit dem Rücken gegen eine Wand, unterlagern Sie Ihr Gesäß mit einem Block oder legen Sie Ihren nach vorn geneigten Oberkörper auf einem Sitzball, Ihrem Bett o. Ä. ab.
- ~ Wenn Sie die Fersen in dieser Position nicht auf den Boden bringen können, legen Sie eine Decke oder ein Kissen darunter. Nur wenn die Fußsohlen vollständig abgestützt sind, werden Sie im Becken loslassen können. Und dieses Loslassen ist für die Geburt Ihres Babys unerlässlich!
- ~ Die tiefe Hocke ist eine der ältesten Geburtshaltungen der Welt. Um sich in dieser Position wohlzufühlen, muss sie jedoch in der Schwangerschaft regelmäßig geübt werden. Im Zweifel befragen Sie bitte Ihren Frauenarzt oder Ihre Hebamme, ob diese Übung für Sie geeignet ist.
- ~ Um die Durchblutung Ihrer Beine nach dem Hocken anzuregen, schließen Sie „Die Venenpumpe“ (Karte 13) an.

27 Die tiefe Hocke

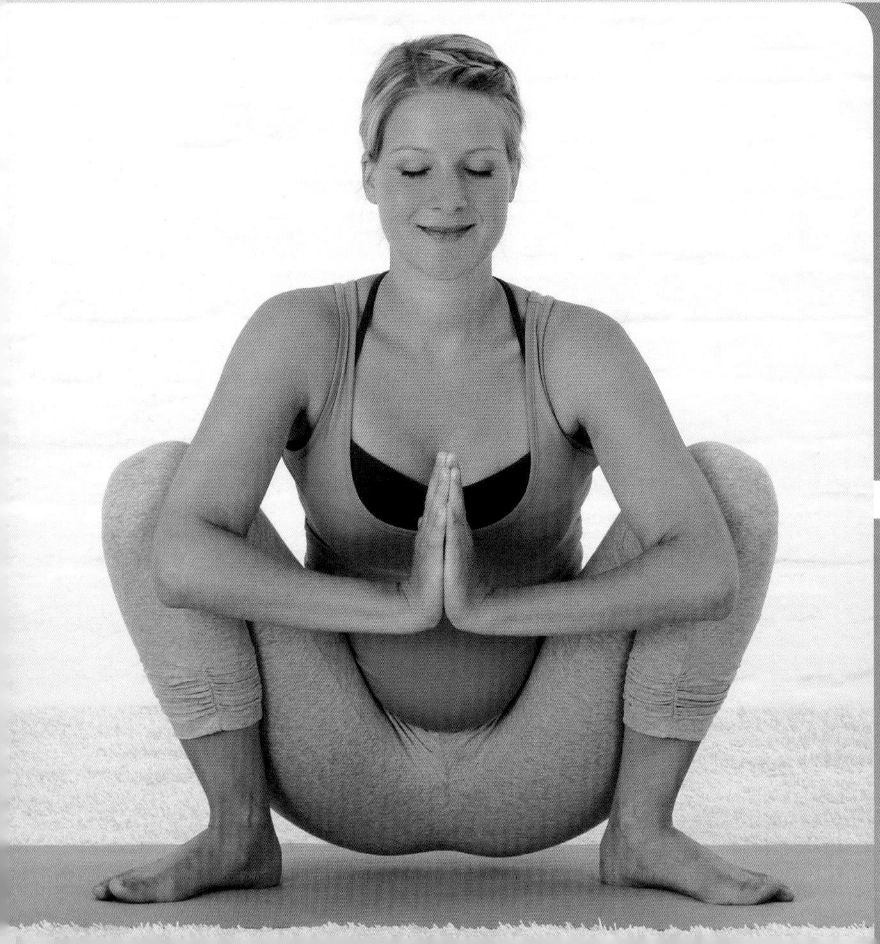

Ausgangsposition: Stand

1. Kommen Sie in eine leichte Grätsche. Die Zehen sind leicht nach außen gedreht. Lassen Sie Ihren Atem kommen und gehen, wie er möchte.
2. Beugen Sie langsam die Knie und senken Sie das Gesäß Richtung Boden, bis die Waden die Rückseite der Oberschenkel berühren. Die Fußsohlen bleiben dabei flach auf dem Boden. Halten Sie den Rücken so aufrecht wie möglich und lassen Sie die Schulterblätter entspannt nach hinten und unten fallen. Heben Sie das Brustbein und blicken Sie geradeaus nach vorn. Legen Sie Ihre Handflächen vor der Brust aufeinander und drücken Sie die Knie sanft mit den Ellbogen nach außen. Schließen Sie die Augen.
3. Nehmen Sie wahr, wie fest Ihre Füße auf dem Boden verwurzelt sind, und genießen Sie das starke Gefühl der Erdung, das dadurch entsteht.
4. Spüren Sie in Ihr Becken hinein, zu Ihrem Baby, und schicken Sie tiefe Atemzüge dorthin. Lassen Sie Ihr Becken weiter und offener werden, indem Sie den Ausatem gedanklich direkt durch Ihren Beckenboden schicken.
5. Kehren Sie zur normalen Atmung zurück, setzen Sie die Hände hinter sich auf und lassen Sie das Gesäß auf den Boden sinken. Strecken Sie die Beine nach vorn aus und spüren Sie mit geschlossenen Augen nach.

Wirkungen

- Mobilisiert die Hüftgelenke.
- Dehnt die Muskulatur der Hüften, der Beinrückseiten und der Innenseite der Oberschenkel.
- Kräftigt die Gesäß- und Oberschenkelmuskulatur.
- Kann das Becken auf sehr sanfte Weise auf die Geburt vorbereiten.

Kontraindikationen

- Symphysenschmerzen.

Varianten

- Zur Abwechslung können Sie die Streckung des Beins weglassen und sich nur auf das Öffnen und Schließen der „Muschel" konzentrieren. Spüren Sie dabei zu Ihrem Baby hin und nehmen Sie wahr, wie es von Ihrer Bauchmuskulatur umhüllt wird.

Hinweise

- Um kein Hohlkreuz einzunehmen und den Körper trotz der Beinbewegungen gerade in der Seitlage halten zu können, kann es nötig sein, sich über Bauch- und Beckenbodenmuskulatur zu stabilisieren. Im Übrigen ist der Oberkörper während der Übung jedoch entspannt – achten Sie insbesondere darauf, dass Sie die Schultern nicht nach oben ziehen und Kopf und Nacken locker lassen.
- Wenn Sie gegen Ende Ihrer Yogastunde eine ganze Abfolge von Übungen im Liegen praktizieren möchten, genießen Sie zuerst „Die Brücke" (Karte 29), dann „Die sich öffnende Muschel" und schließlich die Variation im Liegen von „Die Venenpumpe" (Karte 13). Bleiben Sie dann auf der Seite liegen und kommen Sie in die „Entspannung im Liegen" (Karte 50). Legen Sie hierfür schon vor den Übungen ein Kissen und eine Decke bereit.

28 Die sich öffnende Muschel

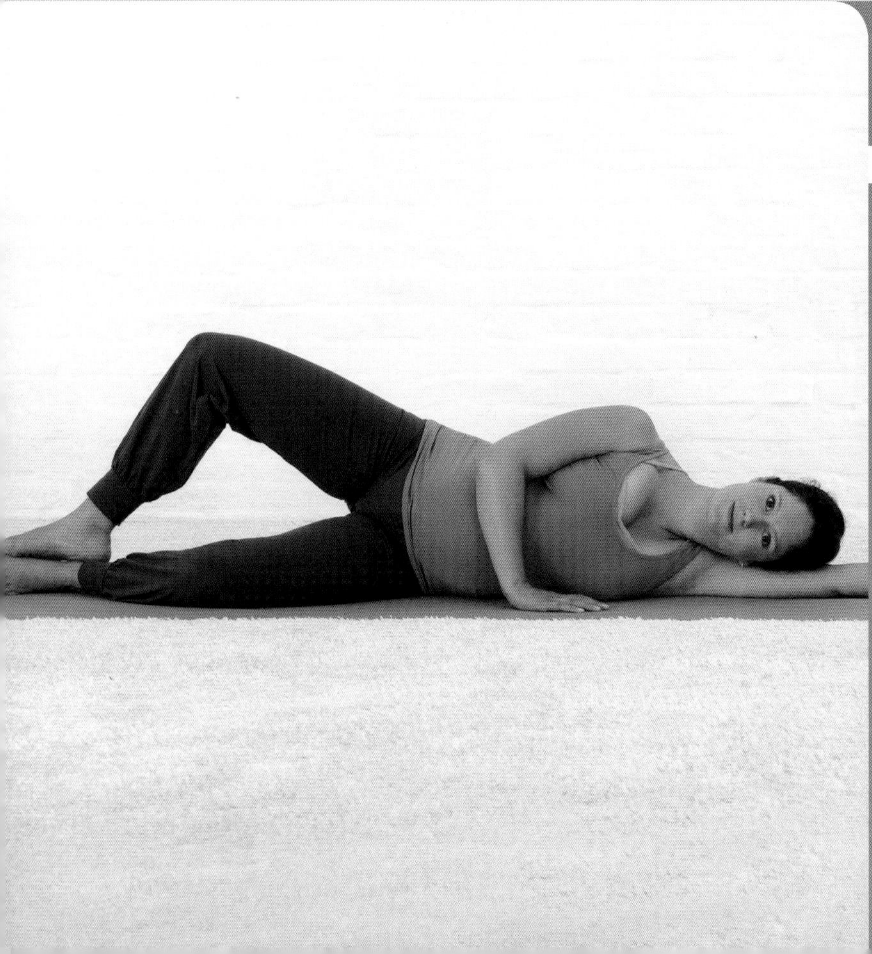

Ausgangsposition: Liegen

1. *Legen Sie sich auf die linke Seite. Beide Beine liegen angewinkelt übereinander. Beobachten Sie Ihre Atmung.*
2. *Heben Sie einatmend das rechte Bein, bis das Knie Richtung Decke zeigt. Das Bein bleibt dabei weiterhin gebeugt, der rechte Fuß steht nun auf dem linken. Stellen Sie sich vor, Ihre Beine seien eine Muschel, deren obere Hälfte sich gerade aufklappt. Spüren Sie die Dehnung im Hüftbereich und an der Innenseite des Oberschenkels.*
3. *Strecken Sie ausatmend das rechte Bein senkrecht zur Decke und ziehen Sie die Zehen zum Körper. Genießen Sie die Dehnung an der Rückseite des Beins.*
4. *Beugen Sie einatmend das rechte Bein und setzen Sie den Fuß zurück auf den linken. Das Knie zeigt nun wieder Richtung Decke.*
5. *Senken Sie ausatmend das Bein ab und schließen Sie die „Muschel“, sodass beide Beine wieder angewinkelt aufeinanderliegen. Wiederholen Sie den Ablauf mehrere Male. Spüren Sie dann kurz mit geschlossenen Augen in der Seitlage nach, bevor Sie zur anderen Seite wechseln.*

Wirkungen

- *Mobilisiert die Wirbelsäule.*
- *Dehnt die Vorderseite des Körpers und die Leisten.*
- *Kräftigt die Rücken-, Bein- und Gesäßmuskulatur.*
- *Vertieft die Atmung.*
- *Kann das Baby bei Beckenendlage dazu bewegen, sich zu drehen.*

Kontraindikationen

- *Alle akuten, schmerzhaften Halswirbelsäulen-, Rücken- oder Kniebeschwerden.*
- *Bluthochdruck, Schwindelanfälle oder Übelkeit.*
- *Alle akuten Entzündungen im Kopfbereich oder Kopfschmerzen.*

Varianten

- *Keine.*

Hinweise

- *Rollen Sie bitte im Maximum nur so hoch, dass Ihr Körpergewicht weiterhin auf den Schultern (und nicht auf dem Nacken) ruht.*
- *Wenn Sie Schwierigkeiten haben, die einzelnen Wirbel zu spüren, stellen Sie sich vor, Ihre Wirbelsäule sei eine Perlenkette, die Sie Perle für Perle aufheben und wieder ablegen.*
- *Gewöhnlich wird während der Schwangerschaft von Übungen in der Rückenlage abgeraten, da sie zum Vena-cava-Kompressionssyndrom führen können. „Die Brücke" ist jedoch ungefährlich, da das Gewicht des Kindes weder in der dynamischen noch in der statischen Version auf die Hohlvene drücken kann.*
- *Wenn Sie eine ganze Abfolge von Übungen im Liegen praktizieren möchten, lesen Sie bitte „Die sich öffnende Muschel" (Karte 28).*

29 Die Brücke

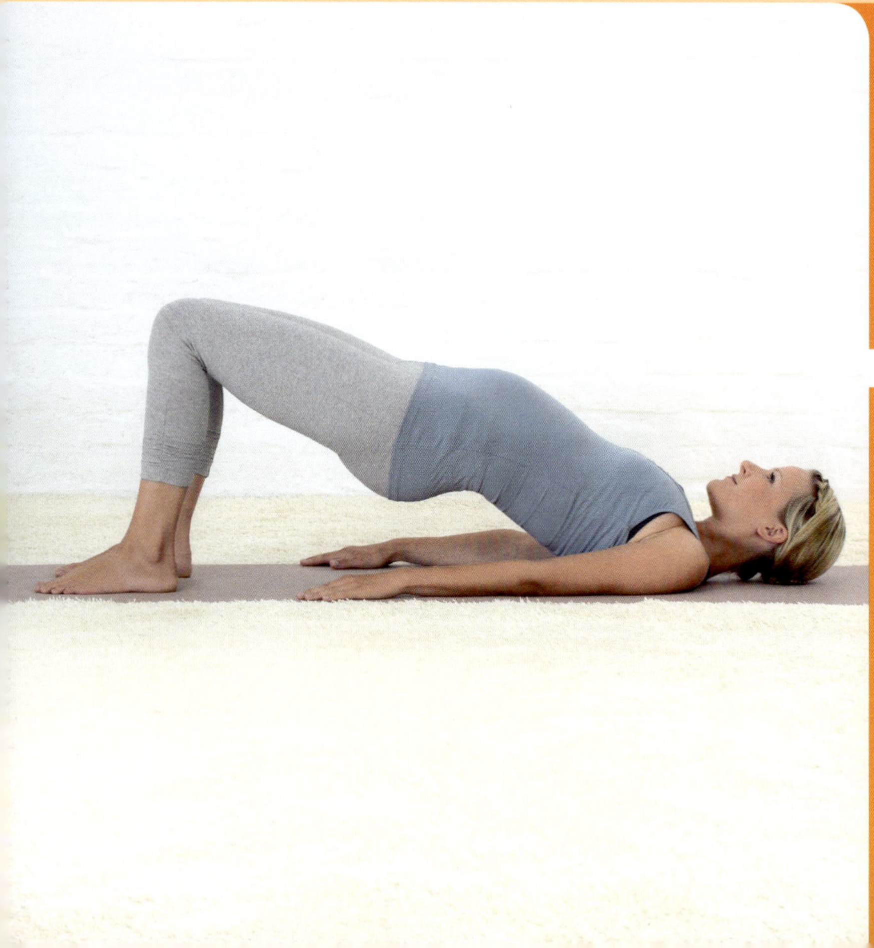

Ausgangsposition: Liegen

1. Kommen Sie in die Rückenlage und legen Sie ein großes, festes Kissen neben sich. Stellen Sie die Füße hüftgelenksbreit auf. Die Arme liegen entspannt neben dem Körper, der Nacken ist lang. Beobachten Sie Ihre Atmung.
2. Drücken Sie die Füße fest in den Boden, rollen Sie einatmend Steißbein und Lendenwirbelsäule ein und legen Sie ausatmend den Rücken wieder ab. Wiederholen Sie diese Abfolge mehrere Male.
3. Rollen Sie einatmend nach und nach bis zur Brustwirbelsäule hoch und legen Sie ausatmend den Rücken wieder ab. Nehmen Sie dabei jeden einzelnen Wirbel Ihrer Wirbelsäule wahr und ziehen Sie Ihren Rücken bei jeder Ausatmung ein Stückchen länger in Richtung Ihrer Füße. Wiederholen Sie diese Abfolge mehrere Male.
4. Rollen Sie allmählich in die Position hoch, die Ihnen heute angenehm ist. Im Maximum angekommen, nehmen Sie das Kissen und schieben Sie es unter Ihr Kreuzbein. Geben Sie Ihr Körpergewicht ganz an diese Unterlage ab. Atmen Sie tief in den Brustkorb hinein und entspannen Sie sich einige Minuten lang.
5. Kommen Sie auf die Zehenballen und ziehen Sie das Kissen wieder unter Ihrem Kreuzbein hervor. Rollen Sie ausatmend behutsam zurück in die Rückenlage. Begeben Sie sich in die Seitlage und spüren Sie nach.

30 Der Berg

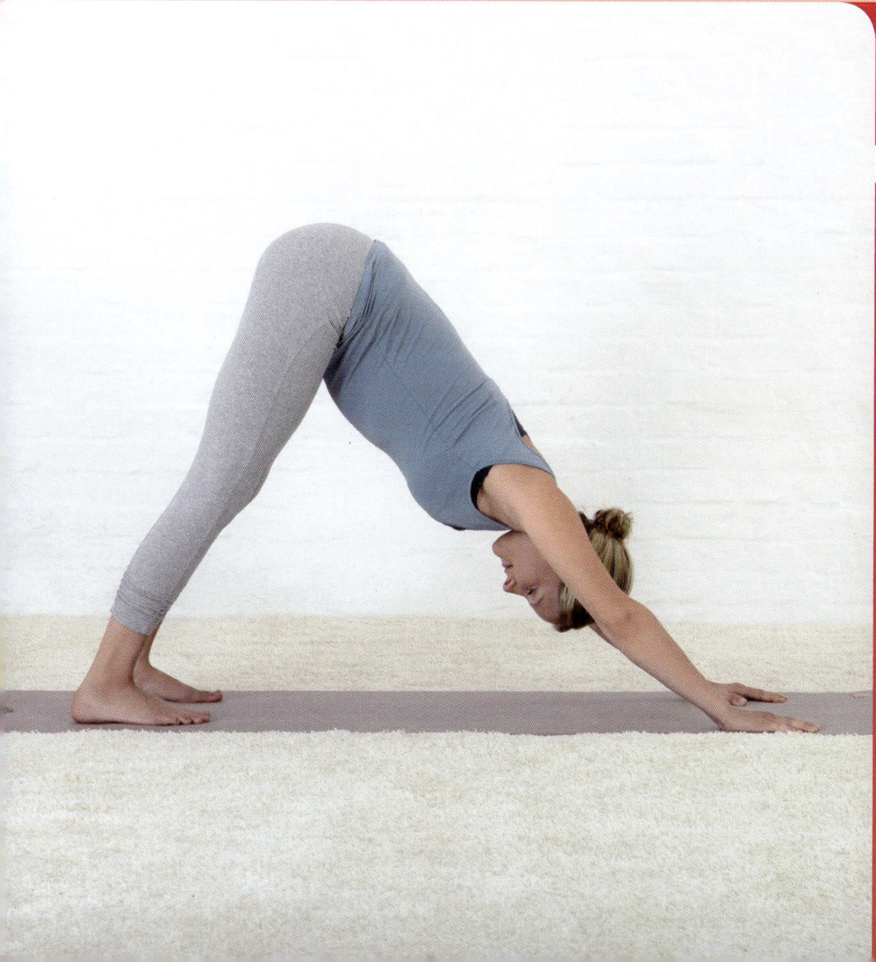

Ausgangsposition: Vierfüßlerstand

1. Kommen Sie in den Vierfüßlerstand. Beobachten Sie Ihre Atmung.
2. Stellen Sie die Zehen auf und drücken Sie ausatmend Ihre Hände kraftvoll gegen den Boden. Strecken Sie dann die Beine und schieben Sie das Gesäß nach hinten und oben. Lassen Sie die Ellenbeugen einander „anblicken“ und rotieren Sie gleichzeitig die Oberarme leicht nach außen. Ziehen Sie die Schulterblätter diagonal Richtung Steißbein. Der Kopf ist weiterhin in Verlängerung der Wirbelsäule, die Ohren befinden sich zwischen den Oberarmen. Halten Sie diese Position mehrere Atemzüge lang, indem Sie sich aus den Armen heraus nach hinten stemmen und beide Fersen kräftig Richtung Unterlage drücken. Genießen Sie das Gefühl, Ihr Gewicht auf Hände und Füße verteilen zu können.
3. Kommen Sie einatmend auf die Zehenballen, beugen Sie ausatmend das linke Bein und drücken Sie die rechte Ferse tiefer Richtung Boden. Kommen Sie einatmend wieder auf beide Ballen, beugen Sie ausatmend das rechte Bein und drücken Sie die linke Ferse tiefer Richtung Boden. Wiederholen Sie dies im Wechsel einige Male. Pressen Sie schließlich wieder beide Fersen in den Boden.
4. Senken Sie ausatmend beide Knie ab und kommen Sie zurück in den Vierfüßlerstand. Fließen Sie in die Kindposition und spüren Sie nach.

30 Der Berg

Wirkungen

- Dehnt die gesamte Rückseite des Körpers.
- Kräftigt die Rücken-, Arm- und Schultermuskulatur.
- Vertieft die Atmung.
- Erdet durch den Bodenkontakt von Händen und Füßen.

Kontraindikationen

- Alle akuten, schmerzhaften Schulterbeschwerden.
- Bluthochdruck, Schwindelanfälle oder Übelkeit.
- Alle akuten Entzündungen im Kopfbereich oder Kopfschmerzen.
- Handgelenkprobleme: Benützen Sie Blöcke zum Abstützen.

Varianten

- Wenn Sie noch anspruchsvoller üben möchten, heben Sie einatmend das rechte Bein und strecken es mit gestreckten Zehen Richtung Decke. Kommen Sie ausatmend zurück in den Berg und wechseln Sie zur anderen Seite. Wiederholen Sie dies einige Male.

Hinweise

- Üben Sie barfuß, damit Sie nicht ins Rutschen kommen.
- Wenn Sie Ihren Rücken in dieser Haltung nicht lang halten können, beugen Sie beide Knie leicht an – dadurch streckt sich der Rücken.
- Falls Sie zu Überstreckung neigen, halten Sie die Ellbogen und Knie die ganze Zeit über leicht gebeugt, um die Gelenke zu schonen.
- Umkehrhaltungen stellen die Dinge „auf den Kopf“: Genießen Sie die Situation, einmal alles aus einer anderen Perspektive betrachten zu können. Im übertragenen Sinne kann dies oft sehr heilsam sein.

Die sich verbeugende Katze

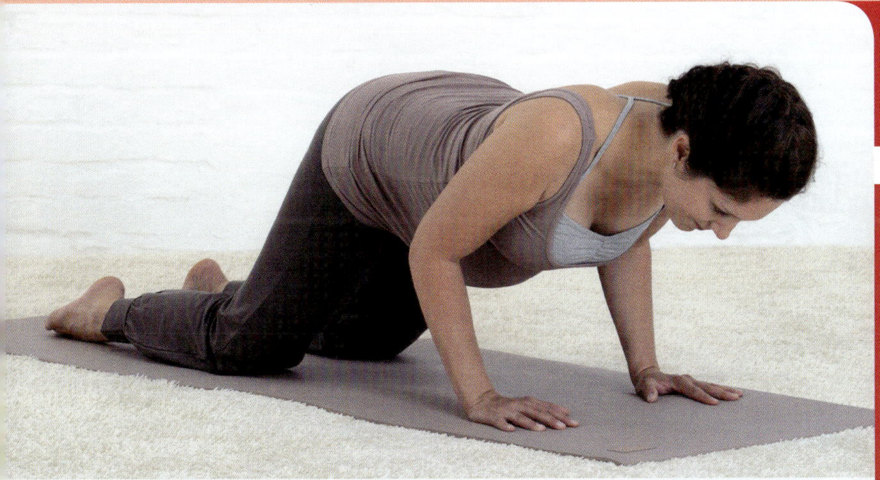

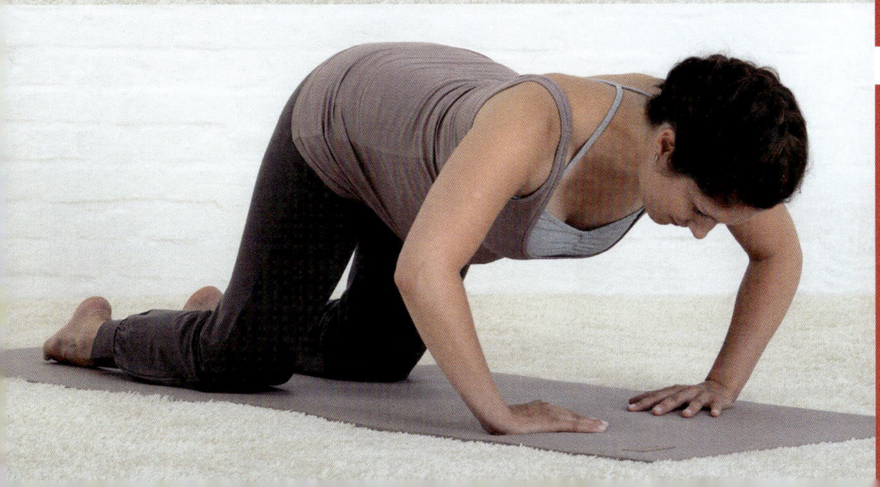

Ausgangsposition: Vierfüßlerstand

1 Kommen Sie in den Vierfüßlerstand. Beobachten Sie Ihre Atmung.

2 Halten Sie den Schultergürtel breit, indem Sie die Oberarme leicht gegen einen gedachten Widerstand von außen drücken. Beugen Sie ausatmend langsam die Arme, sodass Sie Ihren Oberkörper wie einen Fahrstuhl nach unten und gleichzeitig ein Stückchen nach vorn bringen. Die Ellbogen drücken dabei leicht gegen die Rippen. Kommen Sie einatmend wieder nach oben. Wiederholen Sie diesen Ablauf einige Male.

3 Fließen Sie ausatmend in die Kindposition und spüren Sie nach. Atmen Sie tief in Ihren Schultergürtel hinein und lassen Sie dort mit jeder Ausatmung mehr los.

4 Kommen Sie einatmend zurück in den Vierfüßlerstand und drehen Sie die Hände einen Viertelkreis nach innen, sodass die Finger aufeinander zeigen. Die Brust befindet sich direkt über den Händen, die Schultern sind über den Handgelenken. Pressen Sie die Zeigefingerballen fest in den Boden. Beugen Sie ausatmend langsam die Arme und kommen Sie gerade nach unten und einatmend wieder zurück. Wiederholen Sie diesen Ablauf einige Male.

5 Fließen Sie ausatmend in die Kindposition und spüren Sie nach. Entspannen Sie Ihren Schultergürtel mit Hilfe der Atmung.

Die sich verbeugende Katze

Wirkungen

~ Kräftigt die Arm-, Schulter- und Brustmuskulatur.

Kontraindikationen

~ Alle akuten, schmerzhaften Rücken- oder Handgelenkbeschwerden.

Varianten

~ Sie können den ersten Teil auch gern an der Wand üben: Stellen Sie sich dazu 60 Zentimeter vor einer Wand auf und platzieren Sie die Hände auf Schulterhöhe an der Wand. Lassen Sie den Körper beim Beugen der Arme gerade wie ein Brett und knicken Sie nicht in der Hüfte ab.

Hinweise

~ Um die Gelenke zu schonen, ist es unerlässlich, dass sie immer übereinander ausgerichtet bleiben. Lassen Sie in der ersten Version die Ellbogen nicht zur Seite und in der zweiten nicht nach hinten oder vorn ausweichen. Falls Sie zu Überstreckung neigen, halten Sie die Ellbogen immer leicht gebeugt.

~ Wenn Sie empfindliche Knie haben, legen Sie ein Kissen oder eine zusammengefaltete Decke unter.

~ Sollte Ihr Rücken beim Hochkommen ins Hohlkreuz geraten, rollen Sie das Steißbein leicht ein.

~ Um Kraft aufzubauen, ist es nicht wichtig, wie tief Sie nach unten gehen. Gehen Sie bitte nur so weit, dass Sie genauso langsam und ohne Atemnot wieder nach oben kommen können.

~ „Die sich verbeugende Katze" kann sehr gut in „Die kraftvolle Welle" (Karte 33) oder „Der Sonnengruß" (Karte 34) eingebaut werden.

~ Diese Übung eignet sich auch vorzüglich für die Rückbildung. Befragen Sie jedoch bitte zuvor Ihren Frauenarzt oder Ihre Hebamme, ab wann Sie sie durchführen dürfen. Sie können auch Ihr Baby einbeziehen, indem Sie es vor sich hinlegen und ihm bei jedem Nach-Unten-Kommen einen Kuss geben.

32 Die balancierende Katze

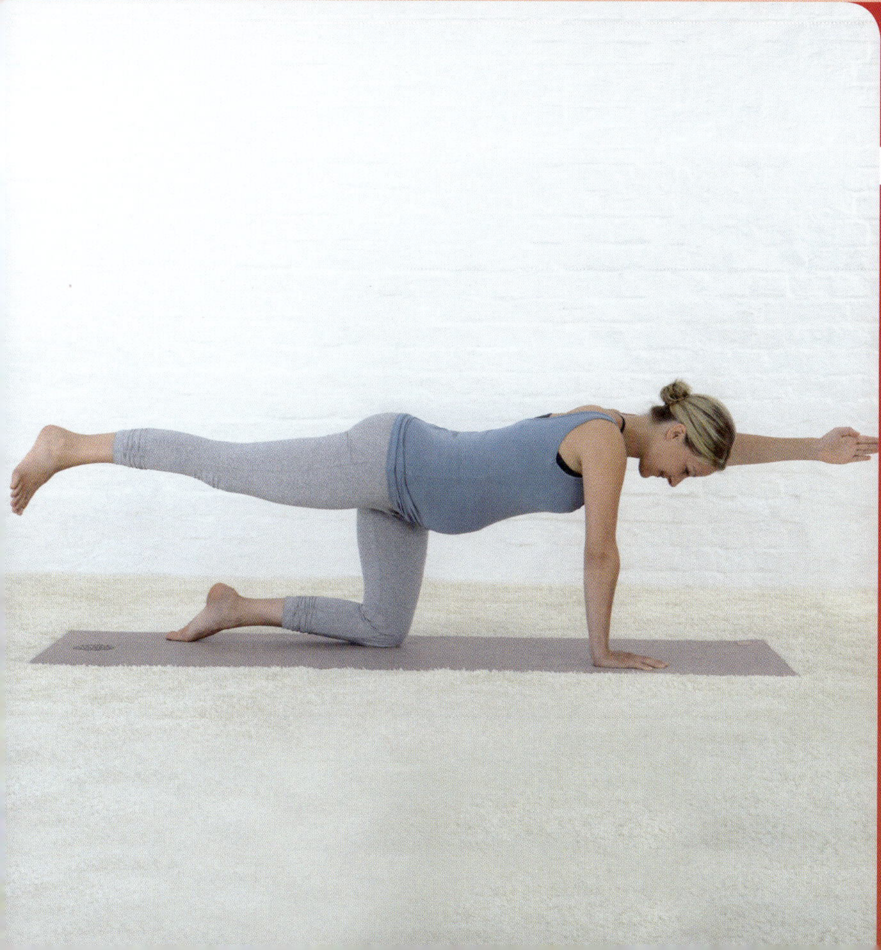

Ausgangsposition: Vierfüßlerstand

1. Kommen Sie in den Vierfüßlerstand. Beobachten Sie Ihre Atmung.
2. Strecken Sie einatmend den linken Arm nach vorn und gleichzeitig das rechte Bein mit zum Körper gezogenen Zehen nach hinten aus, sodass sich eine Diagonale von den linken Fingerspitzen bis zur rechten Ferse ergibt. Stellen Sie sich vor, Sie würden an den Endpunkten dieser Linie sanft in die Länge gezogen, an den Fingern nach vorn und an der Ferse nach hinten. Genießen Sie die so entstehende Länge und Aufspannung im Rücken. Das Becken bleibt dabei parallel zum Boden und der Kopf in Verlängerung der Wirbelsäule; das ausgestreckte Bein wird nicht höher als die Hüfte gehoben. Kommen Sie ausatmend zurück in die Ausgangsposition.
3. Wiederholen Sie die Übung zur anderen Seite, indem Sie einatmend den rechten Arm und das linke Bein ausstrecken und ausatmend zurückkommen.
4. Wiederholen Sie die Übung abwechselnd zu beiden Seiten mehrere Male. Fließen Sie dann ausatmend vom Vierfüßlerstand in die Kindposition und spüren Sie nach.

32 Die balancierende Katze

Wirkungen

- Kräftigt die Rücken-, Gesäß-, Arm- und Beinmuskulatur.
- Sorgt für Länge im Rücken.
- Stärkt den Gleichgewichtssinn.
- Verschafft Ihrem Baby mehr Platz zum Wachsen.

Kontraindikationen

- Alle akuten, schmerzhaften Rückenbeschwerden.
- Handgelenkprobleme: Gehen Sie auf die Fäuste oder benützen Sie Blöcke zum Abstützen.
- Symphysenschmerzen oder instabile Iliosakralgelenke: Üben Sie die vereinfachte Variante.

Varianten

- Um eine einfache Variante zu üben, strecken Sie das Bein nach hinten aus, indem Sie die Zehen aufstellen und auf der Unterlage nach hinten schieben, sodass der Fuß während der ganzen Übung Bodenkontakt behält. Oder strecken Sie nur den Arm aus.
- Wenn Sie anspruchsvoller üben möchten, halten Sie auf jeder Seite mehrere Atemzüge lang.

Hinweise

- Wenn Sie empfindliche Knie haben, legen Sie ein Kissen oder eine zusammengefaltete Decke unter.
- Auch nach der Geburt ist diese Übung sehr hilfreich, weil sie den Körper auf sanfte Weise kräftigt. Da der Babybauch dann nicht mehr im Weg ist, können Sie ausatmend nun Ihre Nasenspitze sowie den Ellbogen des aktiven Arms und das Knie des ausgestreckten Beins aufeinander zu bewegen. Dabei rundet sich die Wirbelsäule. Noch anspruchsvoller wird es, wenn Sie die Übung ohne Absetzen mehrere Male zur selben Seite ausführen und erst danach zur anderen Seite wechseln.

33 Die kraftvolle Welle

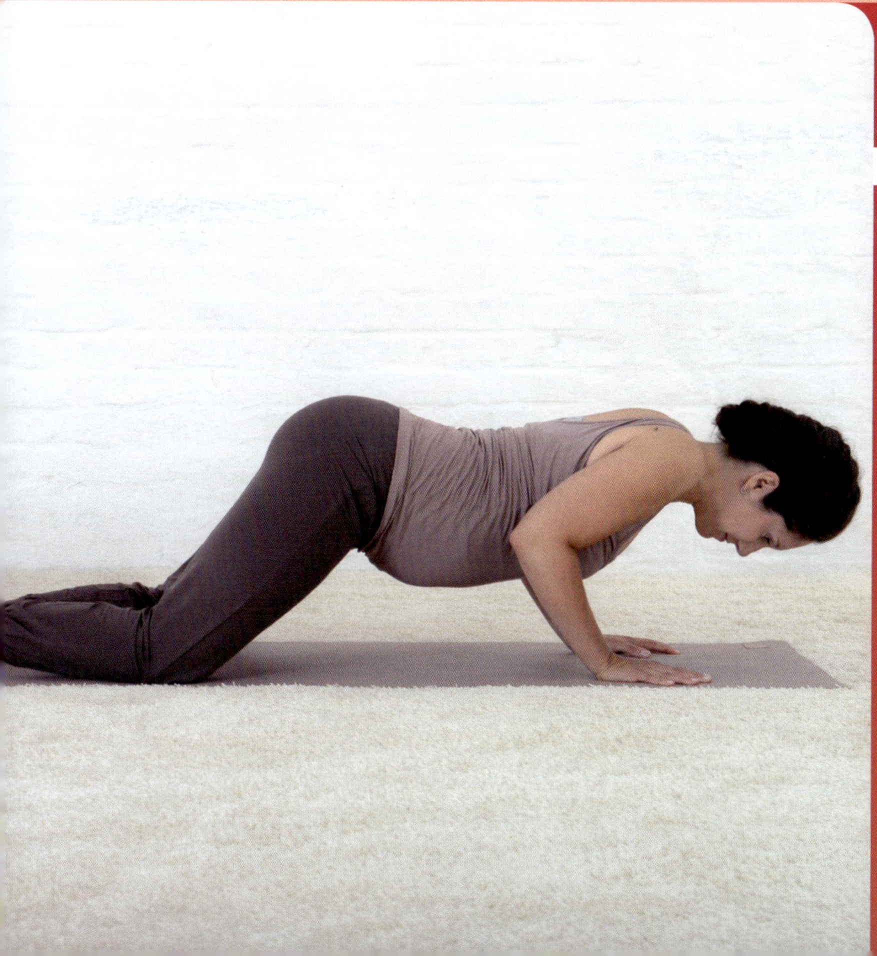

Ausgangsposition: Vierfüßlerstand

1. *Kommen Sie in den Vierfüßlerstand. Beobachten Sie Ihre Atmung.*
2. *Fließen Sie ausatmend in die Kindposition mit nach vorn ausgestreckten Armen. Pressen Sie die Handflächen fest auf den Boden, beugen Sie die Arme und schieben Sie sich einatmend mit langem Rücken zwischen den Armen nach vorn. Die Hände bleiben dabei die ganze Zeit an derselben Stelle verwurzelt. Wenn Sie mit der Brust über den Händen angekommen sind, strecken Sie langsam die Arme und drücken Sie sich kraftvoll nach oben in den Vierfüßlerstand.*
3. *Rollen Sie sich ausatmend Wirbel für Wirbel in den Katzenbuckel auf. Beginnen Sie beim Steißbein und lassen Sie zuletzt den Kopf folgen.*
4. *Rollen Sie sich einatmend vom Steißbein aus Wirbel für Wirbel zurück in den Vierfüßlerstand.*
5. *Wiederholen Sie diese Abfolge mehrere Male. Genießen Sie die Dehnung und gleichzeitig die Kraft, die Ihr Körper durch die Positionen erfährt.*
6. *Beenden Sie die Übung, wenn Sie das nächste Mal in der Kindposition ankommen. Spüren Sie nach.*

Wirkungen

- Mobilisiert die Wirbelsäule.
- Dehnt die gesamte Rückenmuskulatur.
- Kräftigt die Rücken-, Arm- und Schultermuskulatur.
- Regt den Kreislauf an.
- Vertieft die Atmung.
- Wirkt beruhigend und stärkend zugleich.

Kontraindikationen

- Alle akuten, schmerzhaften Rückenbeschwerden.
- Handgelenkprobleme: Benützen Sie Blöcke zum Abstützen.

Varianten

- Wenn Sie noch anspruchsvoller üben möchten, bauen Sie die Übung in „Der Sonnengruß“ (Karte 34) ein. Beachten Sie dazu die Hinweise auf der zugehörigen Karte.

Hinweise

- Üben Sie zunächst „Die sanfte Welle“ (Karte 2) und „Die sich verbeugende Katze“ (Karte 31), bevor Sie „Die kraftvolle Welle“ praktizieren.
- Wenn Sie empfindliche Knie haben, legen Sie ein Kissen oder eine zusammengefaltete Decke unter.
- Beim Vorschieben aus der Kindposition tendieren die Ellbogen dazu, nach außen auszuweichen. Dadurch werden auf lange Sicht jedoch die Gelenke zu sehr strapaziert. Achten Sie deshalb darauf, dass die Unterarme die ganze Zeit parallel bleiben.
- Sollte Ihr Rücken beim Hochdrücken in den Vierfüßlerstand ins Hohlkreuz geraten, rollen Sie das Steißbein leicht ein.

34 Der Sonnengruß

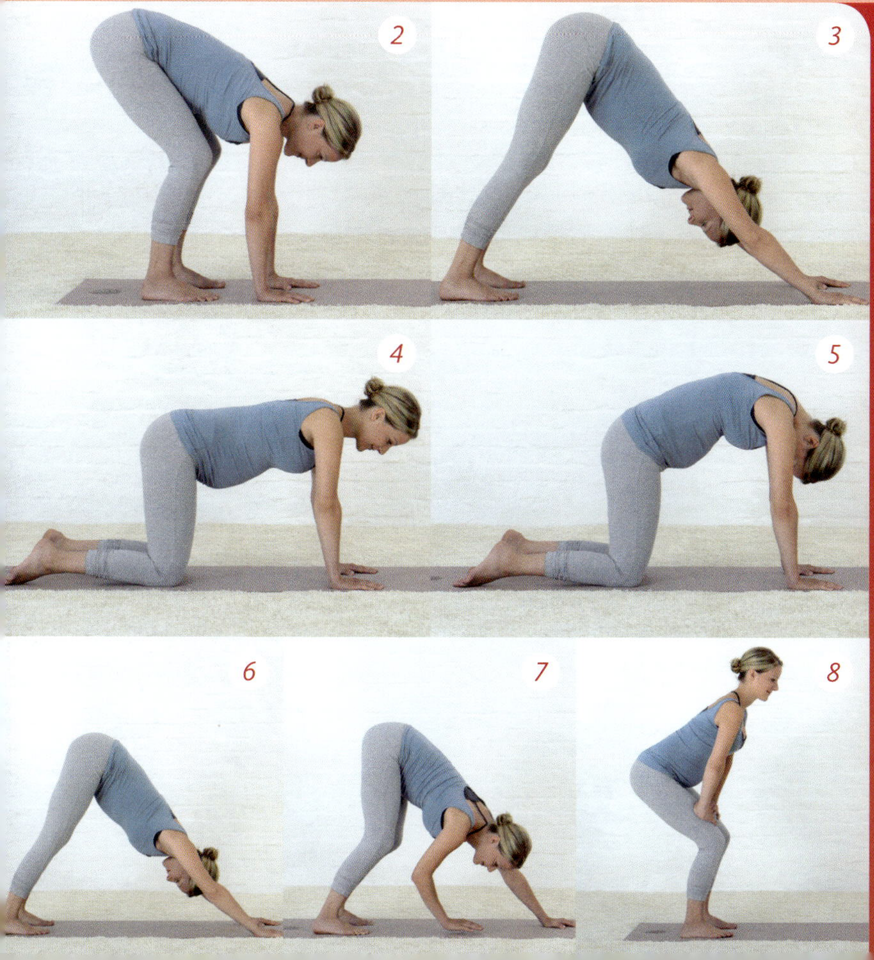

Ausgangsposition: Stand

1. *Kommen Sie am Ende Ihrer Matte in den Stand. Beobachten Sie Ihre Atmung.*
2. *Führen Sie einatmend die Arme über die Seite nach oben und strecken Sie sich. Lassen Sie die Arme ausatmend wieder über die Seite sinken, beugen Sie die Knie stark, lassen Sie den Oberkörper nach vorn sinken und kommen Sie in die Vorbeuge. Setzen Sie die Hände auf den Boden auf.*
3. *Laufen Sie einatmend mit den Händen so weit nach vorn, dass Sie ausatmend bequem in den Berg fließen können.*
4. *Atmen Sie tief ein, lassen Sie ausatmend die Knie auf den Boden sinken und kommen Sie in den Vierfüßlerstand.*
5. *Atmen Sie tief ein, rollen Sie ausatmend den Rücken vom Steißbein aus Wirbel für Wirbel in den Katzenbuckel und einatmend zurück in den Vierfüßlerstand.*
6. *Strecken Sie ausatmend wieder die Beine und stemmen Sie sich zurück in den Berg.*
7. *Laufen Sie einatmend mit den Händen zu den Füßen, beugen Sie ausatmend stark die Knie und setzen Sie die Hände auf den Oberschenkeln auf.*
8. *Kommen Sie abgestützt zurück in den Stand. Wiederholen Sie den Sonnengruß einige Male und spüren Sie dann mit geschlossenen Augen im Stand nach.*

34 Der Sonnengruß

Wirkungen

- Dehnt und kräftigt die Rücken-, Arm- und Beinmuskulatur.
- Regt die Atmung und den Kreislauf an.
- Wirkt allgemein belebend.
- Kann stimmungsaufhellend wirken.

Kontraindikationen

- Alle akuten, schmerzhaften Rückenbeschwerden.

Varianten

- Beim Sonnengruß folgen die Positionen gewöhnlich im harmonischen Rhythmus der Ein- und Ausatmung aufeinander. Da die Atmung in der Schwangerschaft durch den wachsenden Bauchumfang jedoch oft erschwert ist, dürfen Sie den Atem während der Übung auch gern frei fließen lassen.
- Vertiefen Sie den meditativen Aspekt des Sonnengrußes, indem Sie sich warmes Sonnenlicht vorstellen, das Sie und Ihr Baby während des Übens durchflutet.
- Werden Sie kreativ: Bauen Sie weitere Positionen in den Sonnengruß ein, z. B. die Kindposition, die „Kriegervariationen" (Karte 35), „Die sich verbeugende Katze" (Karte 31), „Die kraftvolle Welle" (Karte 33) oder „Das Becken kreisen lassen" (Karte 3). Doch gehen Sie dabei nicht über Ihre Grenzen hinaus!

Hinweise

- Lesen Sie vor dem ersten Üben die Karten „Der Berg" (Karte 30), „Die sanfte Welle" (Karte 2) und „Die Vorbeuge" (Karte 26), insbesondere die Kontraindikationen und Hinweise.
- Genießen Sie bewusst jeden einzelnen Schritt des Sonnengrußes und geben Sie sich gleichzeitig der Abfolge der Positionen völlig hin. Sie werden feststellen, dass Sie so Ihre kreisenden Gedanken überlisten können.

35 Kriegervariationen

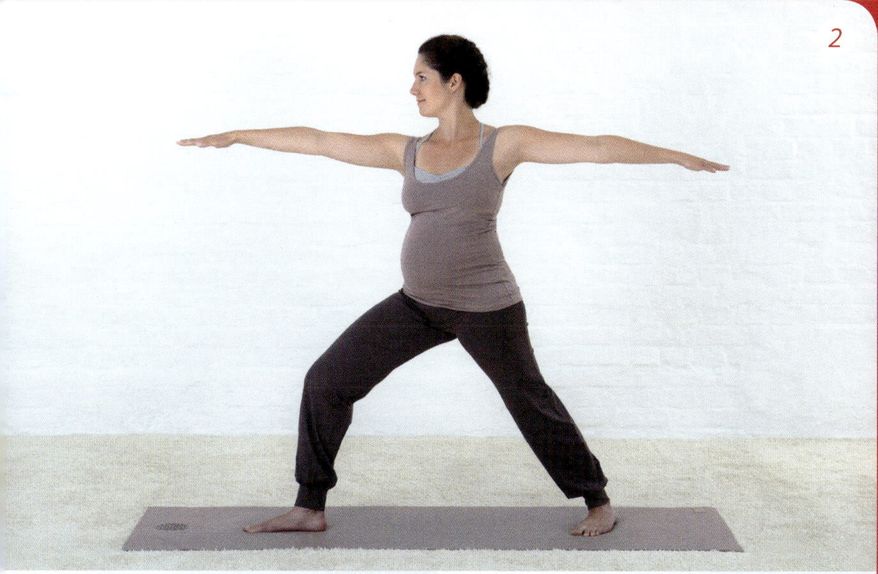

2

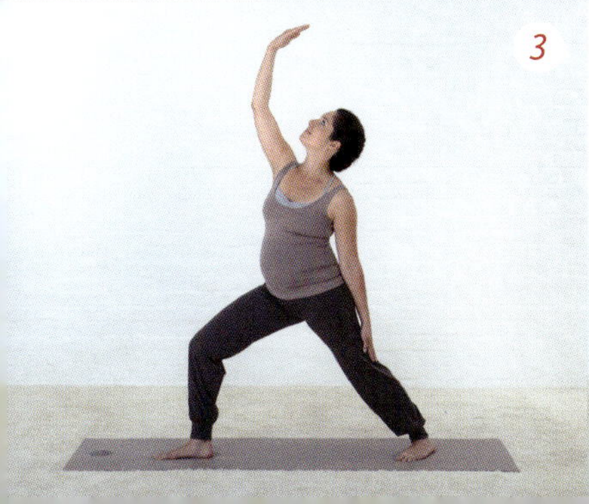

3

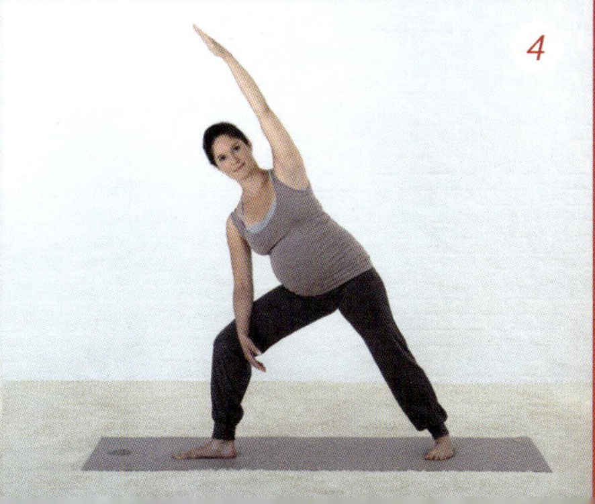

4

Ausgangsposition: Stand

1 Kommen Sie aus dem Stand in die Grätsche. Lassen Sie Ihren Atem kommen und gehen, wie er möchte.

2 Drehen Sie den rechten Fuß 90 Grad nach außen und den linken Fuß 30 Grad nach innen. Bringen Sie die Fußspitze des linken Fußes ungefähr auf eine Linie mit der rechten Ferse. Beugen Sie das rechte Knie, sodass es senkrecht über dem Fußgelenk steht. Heben Sie einatmend beide Arme auf Schulterhöhe, lassen Sie die Schulterblätter sinken und blicken Sie über die Finger Ihrer rechten Hand hinweg in die Ferne. Halten Sie die Position einen tiefen Atemzug lang.

3 Kommen Sie ausatmend in eine leichte Rückbeuge, lassen Sie die linke Hand auf das linke Bein sinken und heben Sie den rechten Arm. Blicken Sie in Ihre Handfläche. Halten Sie die Position einen tiefen Atemzug lang.

4 Neigen Sie ausatmend den Oberkörper über das rechte Bein und stützen Sie sich mit dem Unterarm auf dem Oberschenkel ab. Strecken Sie den linken Arm über den Kopf und dehnen Sie sich von den Fingerspitzen bis zur Außenkante Ihres linken Fußes. Halten Sie die Position einen tiefen Atemzug lang.

5 Richten Sie einatmend den Oberkörper auf und lassen Sie ausatmend den linken Arm sinken. Kommen Sie zurück in den Stand. Spüren Sie mit geschlossenen Augen nach und wechseln Sie dann zur anderen Seite.

35 | Kriegervariationen

Wirkungen

~ Mobilisiert die Hüftgelenke.

~ Dehnt die Muskulatur der Flanken, der Hüften und der Oberschenkel.

~ Kräftigt die Rücken-, Bein- und Fußmuskulatur.

~ Regt die Atmung und den Kreislauf an.

~ Wirkt erdend.

~ Stärkt das Selbstbewusstsein und die Willenskraft.

Kontraindikationen

~ Alle akuten, schmerzhaften Rücken-, Ischias- oder Kniebeschwerden.

~ Symphysenschmerzen.

Varianten

~ Diese Bewegungsabfolge ist eine Kombination von drei Yogapositionen, die Krieger- oder Heldstellungen genannt werden. Sie können diese Positionen je nach Bedarf und Vermögen natürlich zunächst einzeln üben und sie erst nach und nach zusammenfügen.

~ Genießen Sie die Abfolge mit einer positiven Affirmation, wie z. B.: „Ich bin eine starke Kriegerin und eine gute Mutter." Wiederholen Sie diesen oder andere Sätze leise für sich, während Sie die Positionen halten.

~ Um Ihre Ausdauer zu erhöhen, können Sie die Positionen gern auch zwei oder drei tiefe Atemzüge lang halten.

Hinweise

~ Halten Sie das Knie des vorderen Beins während der gesamten Übung senkrecht über dem Fußgelenk, um das Kniegelenk zu schonen.

~ Heldstellungen sorgen für einen stabilen Stand, eine gute Erdung und eine aufrechte Haltung. Wenn Sie sie regelmäßig und konzentriert üben, stärken sie außerdem Ihr Selbstbewusstsein und helfen Ihnen dadurch, fordernden Situationen im Leben zukünftig mit mehr Mut und Kraft begegnen zu können.

36 Das Dreieck

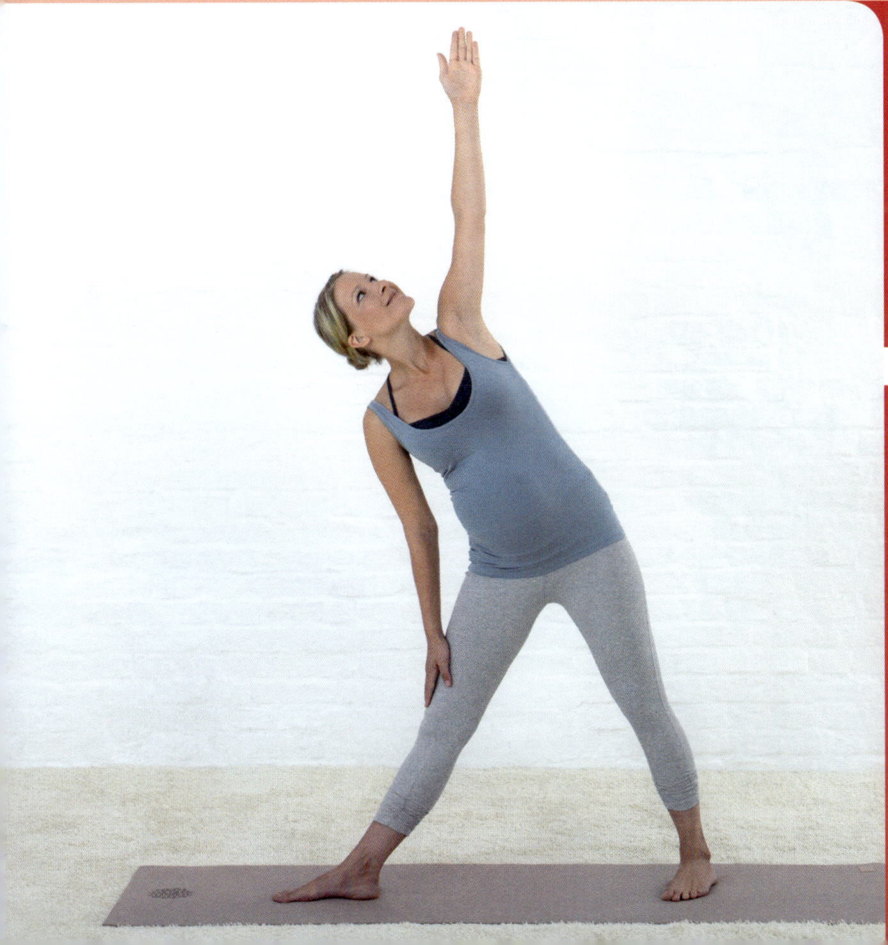

Ausgangsposition: Stand

1. *Kommen Sie aus dem Stand in die Grätsche. Lassen Sie Ihren Atem kommen und gehen, wie er möchte.*
2. *Drehen Sie den rechten Fuß 90 Grad nach außen und den linken Fuß 30 Grad nach innen. Bringen Sie die Fußspitze des linken Fußes ungefähr auf eine Linie mit der rechten Ferse. Heben Sie einatmend beide Arme auf Schulterhöhe, lassen Sie die Schulterblätter nach hinten und unten sinken und dehnen Sie sich über Ihre Mittelfinger in die Länge.*
3. *Bewegen Sie ausatmend den rechten Arm nach rechts, als würden Sie an den Fingerspitzen sanft in diese Richtung gezogen. Die Hüfte bekommt dadurch einen leichten Schub nach links, die Flanken bleiben jedoch parallel. Neigen Sie den Rumpf nach rechts und legen Sie die rechte Hand locker auf dem Oberschenkel auf. Strecken Sie den linken Arm senkrecht nach oben. Die Finger sind dabei lang, die Handfläche blickt nach vorn, der Kopf befindet sich in Verlängerung der Wirbelsäule. Lassen Sie den Blick langsam zur linken Hand wandern. Genießen Sie die Aufspannung Ihres Körpers. Halten Sie diese Position zwei oder drei tiefe Atemzüge lang.*
4. *Richten Sie einatmend den Oberkörper auf und lassen Sie ausatmend den linken Arm sinken. Kommen Sie zurück in den Stand. Spüren Sie mit geschlossenen Augen nach und wechseln Sie dann zur anderen Seite.*

Wirkungen

- Mobilisiert die Hüftgelenke.
- Dehnt die Muskulatur der Flanken, der Hüften und der Oberschenkel.
- Kräftigt die Rücken-, Bein- und Fußmuskulatur.
- Streckt die Wirbelsäule.
- Wirkt erdend.

Kontraindikationen

- Alle akuten, schmerzhaften Rücken-, Ischias- oder Kniebeschwerden.
- Symphysenschmerzen.

Varianten

- Je nach Beweglichkeit können Sie Ihre Hand auch auf dem Schienbein des vorderen Beins ablegen. Oder platzieren Sie die Hand auf einem Block, den Sie zuvor hochkant außen neben Ihren vorderen Unterschenkel gestellt haben. In jedem Fall sollte die Hand locker aufliegen und nicht zur Abstützung des Oberkörpers dienen.
- Wenn Sie den nach oben gestreckten Arm ausatmend in einem weiten Bogen hinter den Rücken führen, drehen Sie den Oberkörper weiter auf, sodass sich die Atmung im Brustkorb noch mehr vertiefen kann.

Hinweise

- Um eine optimale Dehnung der Flanken zu erreichen, muss der Oberkörper in einer Ebene bleiben. Gehen Sie deshalb bei der Neigung zur Seite nur so tief, dass Ihr Rumpf nicht nach vorn ausweicht.
- Falls Sie zu Überstreckung neigen, halten Sie das Knie des auswärts gedrehten Beins leicht gebeugt, um das Gelenk zu schonen.
- Sollte Ihr Nacken verspannt sein und Ihnen der Blick zur oberen Hand schwerfallen, sehen Sie nach vorn.

37 Der Stuhl

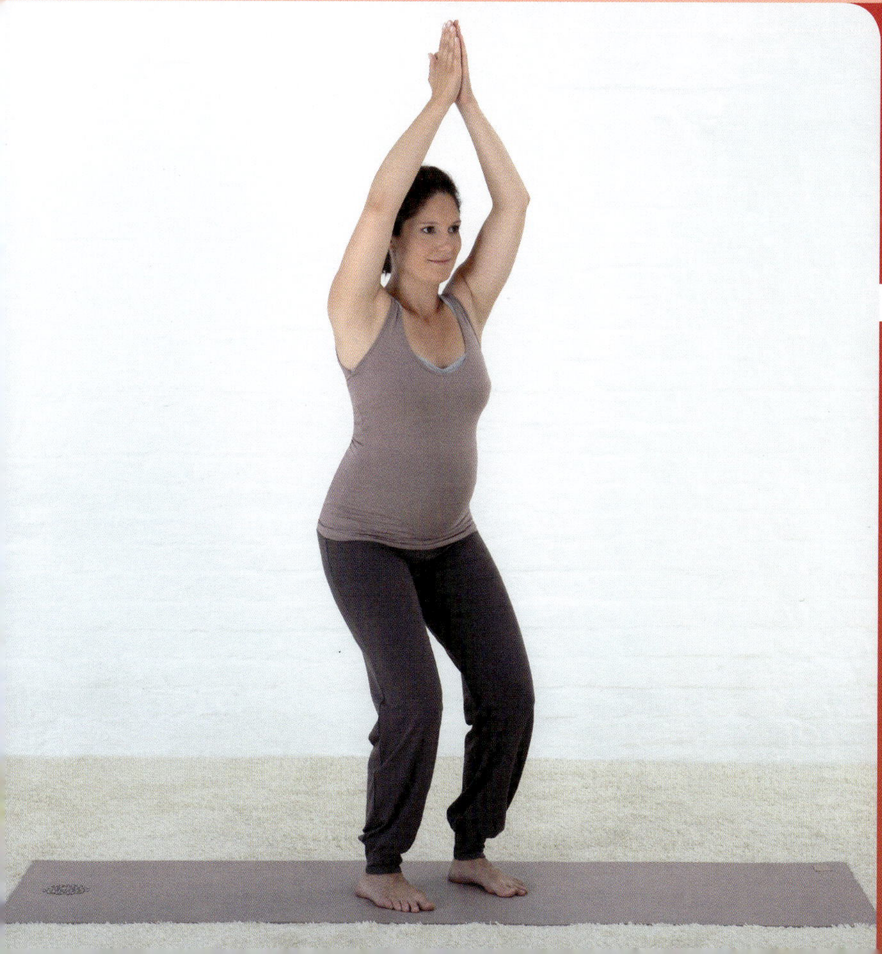

Ausgangsposition: Stand

1. Kommen Sie in den Stand. Beobachten Sie Ihre Atmung.
2. Heben Sie einatmend die Arme gestreckt über die Seiten nach oben und legen Sie über dem Kopf die Handflächen aneinander. Lassen Sie die Schulterblätter ausatmend entspannt nach hinten und unten sinken. Streben Sie mit dem Brustbein nach oben.
3. Beugen Sie ausatmend die Beine. Lassen Sie das Becken dabei nach unten absinken, als wollten Sie sich auf einen hinter Ihnen stehenden Hocker setzen. Drücken Sie die Füße fest in den Boden und halten Sie die Oberschenkel parallel. Bleiben Sie im Oberkörper aufgerichtet und halten Sie diese Stellung einige tiefe Atemzüge lang. Spüren Sie die Kraft und die Wärme, die Ihnen diese Haltung schenkt.
4. Drücken Sie sich einatmend aus den Beinen heraus langsam nach oben und senken Sie ausatmend die Arme über die Seiten wieder ab. Schütteln Sie die Beine gründlich aus und spüren Sie dann mit geschlossenen Augen nach.

37 Der Stuhl

Wirkungen

- Kräftigt die Bein-, Gesäß- und Rückenmuskulatur.
- Regt die Atmung und den Kreislauf an.
- Fördert die körperliche und psychische Stabilität.

Kontraindikationen

- Alle akuten, schmerzhaften Rücken-, Ischias- oder Kniebeschwerden.
- Schwindelanfälle: Üben Sie die Variante an der Wand.

Varianten

- Um diese Übung etwas weniger anspruchsvoll zu gestalten, dürfen Sie gern eine Wand zu Hilfe nehmen. Stellen Sie sich dazu mit den Füßen etwa 60 Zentimeter von der Wand entfernt auf und lehnen Sie Ihren Rücken dagegen. Rutschen Sie ausatmend an der Wand herunter, bis Ihre Knie senkrecht über den Fußgelenken stehen. Lassen Sie die Hände auf den Oberschenkeln ruhen und bleiben Sie einige Atemzüge lang in dieser Haltung. Um sie zu verlassen, schieben Sie sich wieder die Wand hinauf.
- Wenn Sie anspruchsvoller üben möchten, können Sie sich aus dem Stand so tief auf den „Hocker“ setzen, bis die Oberschenkel fast waagerecht sind, und die Arme seitlich in Schulterhöhe ausbreiten. Der Oberkörper beugt sich dabei um ca. 45 Grad nach vorn, der Nacken ist lang, und der Blick geht zum Boden. Fühlen Sie sich kraftvoll wie ein fliegender Adler!

Hinweise

- Bei fortgeschrittener Schwangerschaft kann es bequemer sein, die Füße ein wenig breiter aufzustellen, um einen stabilen Stand zu haben.

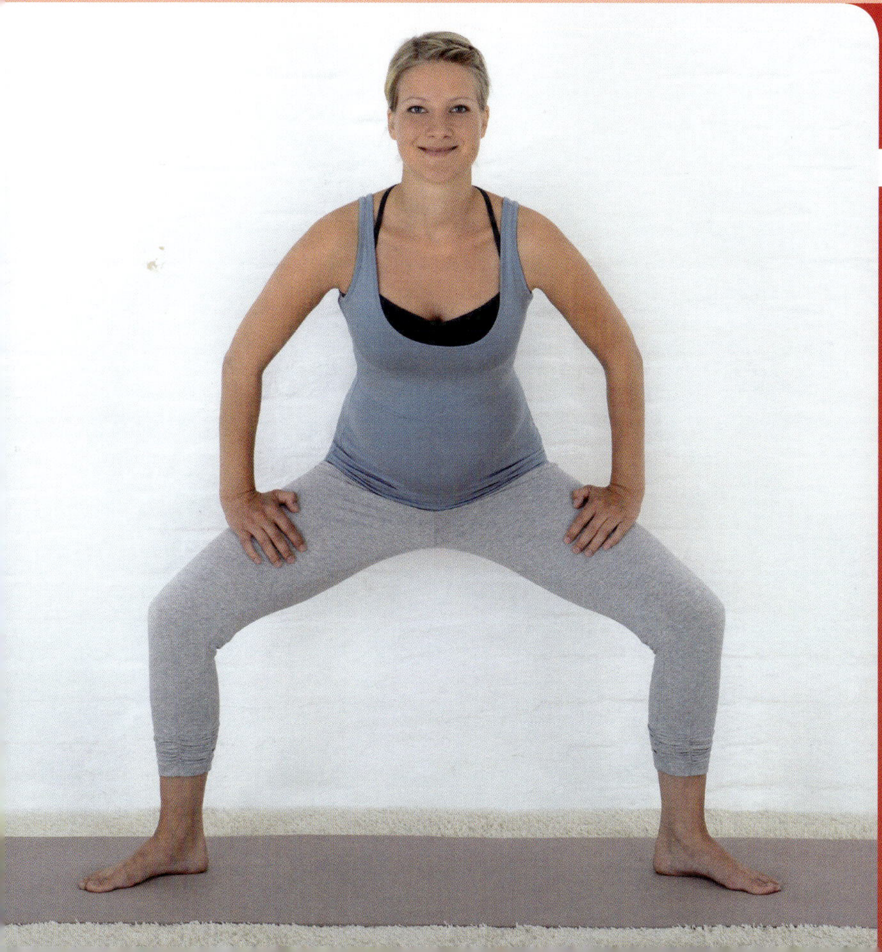

Ausgangsposition: Stand (+Wand)

1 *Stellen Sie sich vor einer Wand in die Grätsche. Lassen Sie Ihren Atem kommen und gehen, wie er möchte.*

2 *Beugen Sie die Knie so weit, dass sie senkrecht über den Fußgelenken stehen. Die Zehen sind leicht nach außen gedreht. Legen Sie die Hände auf die Oberschenkel. Spüren Sie in die Position hinein. Wie fühlt sie sich an? Ist sie anstrengend oder gut auszuhalten? Verändern sich diese Empfindungen nach einigen Atemzügen? Und was tut Ihr Geist in dieser Position? Meldet er Unverständnis oder will er die Übung gar sofort beenden? Beobachten Sie all diese Dinge, ohne sie zu bewerten oder zu verändern. Halten Sie die Position einige Minuten lang.*

3 *Strecken Sie einatmend wieder die Beine, lehnen Sie sich gegen die Wand und entspannen Sie sich. Lassen Sie mit dem Ausatem jegliche Anspannung nach und nach los.*

4 *Wiederholen Sie die Übung, aber gehen Sie dieses Mal ein bisschen tiefer. Beobachten Sie wieder Körper und Geist. Probieren Sie dann aus, was Ihnen hilft, um die Spannung und den Schmerz auszuhalten: Sie können den „Geburtsatem" praktizieren, tönen, seufzen oder kleine Bewegungen mit dem Oberkörper ausführen. Nehmen Sie die dadurch entstehenden Veränderungen wahr.*

5 *Kommen Sie zurück in den Stand. Schütteln Sie die Beine aus und spüren Sie dann mit geschlossenen Augen nach.*

Wirkungen

- Kräftigt die Bein- und Gesäßmuskulatur.
- Fördert die Körperwahrnehmung.
- Trainiert Methoden der Schmerzbewältigung.
- Stärkt die mentale Kraft.

Kontraindikationen

- Symphysenschmerzen oder Kniebeschwerden: Üben Sie bitte die Variante.

Varianten

- Sie können den Wehen auch im Sitzen begegnen, indem Sie die Arme auf Schulterhöhe seitlich ausstrecken. Lassen Sie die Mittelfinger nach außen streben, während die Schulterblätter entspannt nach hinten und unten sinken. Halten Sie diese Position einige Minuten lang, beobachten Sie Körper und Geist und probieren Sie die möglichen Gegenmaßnahmen aus. Die Arme müssen dabei jedoch die ganze Zeit oben gehalten werden.

Hinweise

- Üben Sie „Der Geburtsatem“ (Karte 41) und „Tönen“ (Karte 43), bevor Sie „Den Wehen begegnen“ praktizieren.
- Diese Übung soll Sie zwar fordern, aber keinesfalls überfordern! Wenn Sie Spannungen im Bauch feststellen oder Ihr Atem nicht mehr frei fließt, kommen Sie bitte sofort aus der Stellung heraus.
- Um die Geburtsarbeit effektiver leisten zu können, ist es unerlässlich, während der Wehenpausen jegliche Anspannung in der Muskulatur loszulassen. Sammeln Sie deshalb in der Übungspause bewusst neue Kraft für den zweiten Durchgang.
- Wichtig ist außerdem, trotz aller Anstrengung positiv zu bleiben. Denken Sie deshalb „Ja, ich schaffe das!“ statt „O nein, bitte nicht!“, wenn der Schmerz Sie zu übermannen droht. Und lächeln Sie – das hebt ebenfalls die Stimmung und entspannt!

Wirkungen

- Fördert die Wahrnehmung des eigenen Atems.
- Trainiert die Koordination von Atem und Bewegung.
- Bereitet die anderen Atemübungen vor.
- Wirkt beruhigend.

Kontraindikationen

- Keine.

Varianten

- Sie können zur Abwechslung gern mit unterschiedlichen Handgesten üben: Krümmen Sie z. B. die Finger zu Krallen und behalten Sie diese „Klauen" während der ganzen Übung bei. Oder legen Sie die Handflächen vor der Brust aneinander und führen Sie sie einatmend über den Kopf. Öffnen Sie ausatmend die gestreckten Arme und senken Sie sie über die Seiten wieder ab. Beobachten Sie den Einfluss, den diese Veränderungen in der Handhaltung auf Ihren Atem haben.

Hinweise

- Falls Sie gerade erst mit Yoga beginnen und deshalb noch nicht viel Erfahrung mit Atemübungen haben, sollten Sie zunächst regelmäßig „Den Atem kennenlernen" üben, bevor Sie sich den anderen Atemübungen zuwenden. Auf diese Weise tasten Sie sich auch langsam an die in vielen Übungen erwünschte Koordination von Atem und Bewegung heran.
- Im Alltag vergessen wir oft, bewusst zu atmen, und atmen deshalb meistens zu flach. Wenn Sie Ihre Atmung jedoch stets als „guten Freund" betrachten, der Ihnen Kraft und Energie geben kann, werden Sie bald merken, dass Sie umso mehr davon bekommen, je mehr Zeit und Aufmerksamkeit Sie diesem Freund schenken. Gewöhnen Sie sich an, Ihren Atem im Stillen jeden Morgen freundlich zu begrüßen.

39 Den Atem kennenlernen

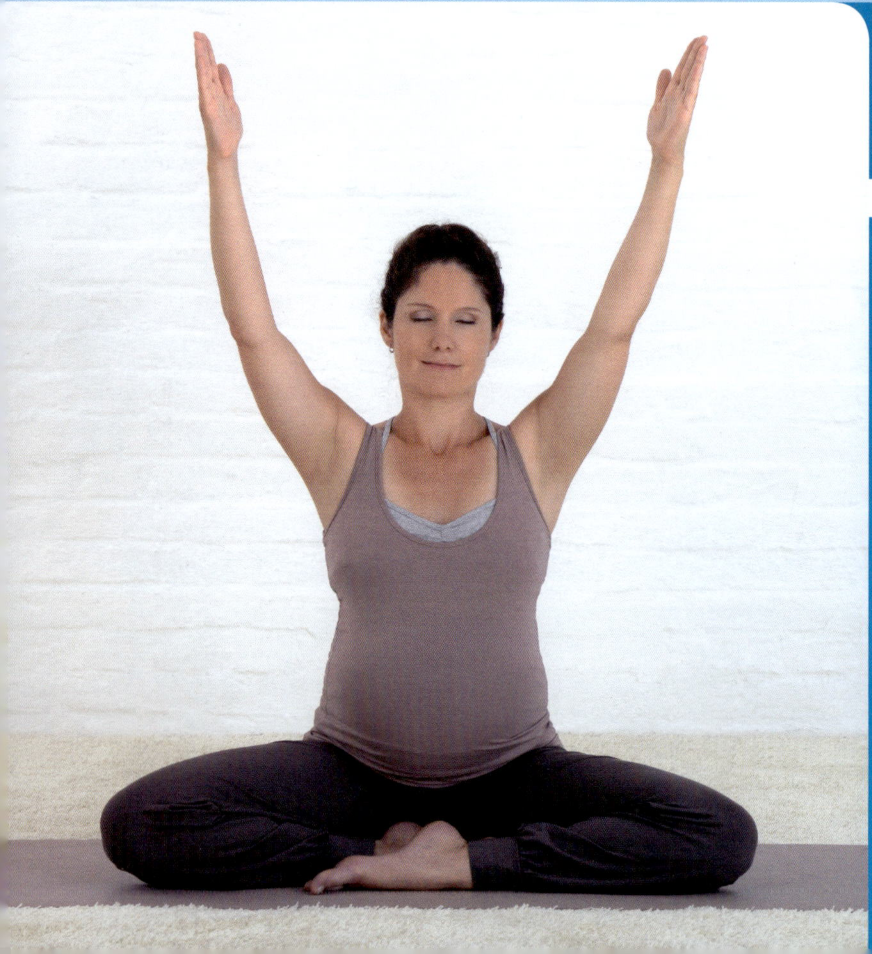

Ausgangsposition: Sitzen

1. Nehmen Sie einen bequemen und aufrechten Sitz ein. Schließen Sie die Augen und nehmen Sie wahr, wie der Atem in Ihren Körper hinein- und herausströmt.
2. Heben Sie einatmend die gestreckten Arme langsam über die Seiten nach oben. Die Handflächen sind dabei nach innen gewandt und treffen über Ihrem Kopf aufeinander. Lassen Sie die Handflächen einen Moment lang aneinander liegen. Drehen Sie dann die Handflächen nach außen und senken Sie ausatmend die Arme langsam über die Seiten wieder ab.
3. Wiederholen Sie diese Abfolge einige Male. Beobachten Sie dabei Ihren Atem. Ist er ruhig und gleichmäßig? Oder wird er etwa zu Beginn oder am Ende der Bewegung hektischer und gepresster? Können Sie Unterschiede in der Länge oder Tiefe zwischen Ihren Einatmungen und Ihren Ausatmungen feststellen? Nehmen Sie all das wahr, ohne zu bewerten und ohne zunächst etwas zu verändern.
4. Stimmen Sie nun Atemfluss und Bewegung harmonisch aufeinander ab. Die Bewegung sollte gleichmäßig sein und exakt genauso lange dauern wie der Ein- oder Ausatem. Experimentieren Sie einige Atemzüge lang bewusst damit, wie langsam oder schnell Ihre Bewegung sein muss, wenn Ihre Atmung sozusagen den Takt vorgibt.
5. Lassen Sie die Arme sinken und spüren Sie nach.

Wirkungen

- Sensibilisiert für die drei unterschiedlichen Atemräume und lenkt die Aufmerksamkeit auf bisher vielleicht ungenutzte Bereiche.
- Vertieft die Atmung.
- Verbessert die Atemkontrolle.
- Kann Müdigkeit vertreiben.
- Wirkt beruhigend.

Kontraindikationen

- Asthma oder andere chronische Atemwegserkrankungen: Befragen Sie bitte vorher Ihren Arzt, ob Sie Atemübungen praktizieren dürfen.

Varianten

- Sie können „Die volle Yogaatmung“ mit fortschreitender Praxis auch gern mit „Tönen“ (Karte 43) verbinden. Dadurch vertiefen Sie die Konzentration und verlieren mit der Zeit eine etwaige Scheu, laut zu werden. Dies kann Ihnen während der Geburt von großem Nutzen sein.

Hinweise

- Manchmal erfordert „Die volle Yogaatmung“ einige Übung. Lassen Sie sich nicht verunsichern, wenn Sie am Anfang Schwierigkeiten haben, die Atmung gezielt in die einzelnen Bereiche zu lenken.
- Im fortgeschrittenen Stadium der Schwangerschaft kann es zunehmend schwierig werden, tief in den Bauch zu atmen. Forcieren Sie in diesem Fall nichts, sondern konzentrieren Sie sich auf die oberen Atemräume.
- Praktizieren Sie die Atemübungen in dem Bewusstsein, dass es Ihr Atem ist, der Sie mit Ihrem Baby verbindet, und dass eine tiefe Atmung Ihnen beiden mehr Kraft und Energie schenkt.

40 Die volle Yogaatmung

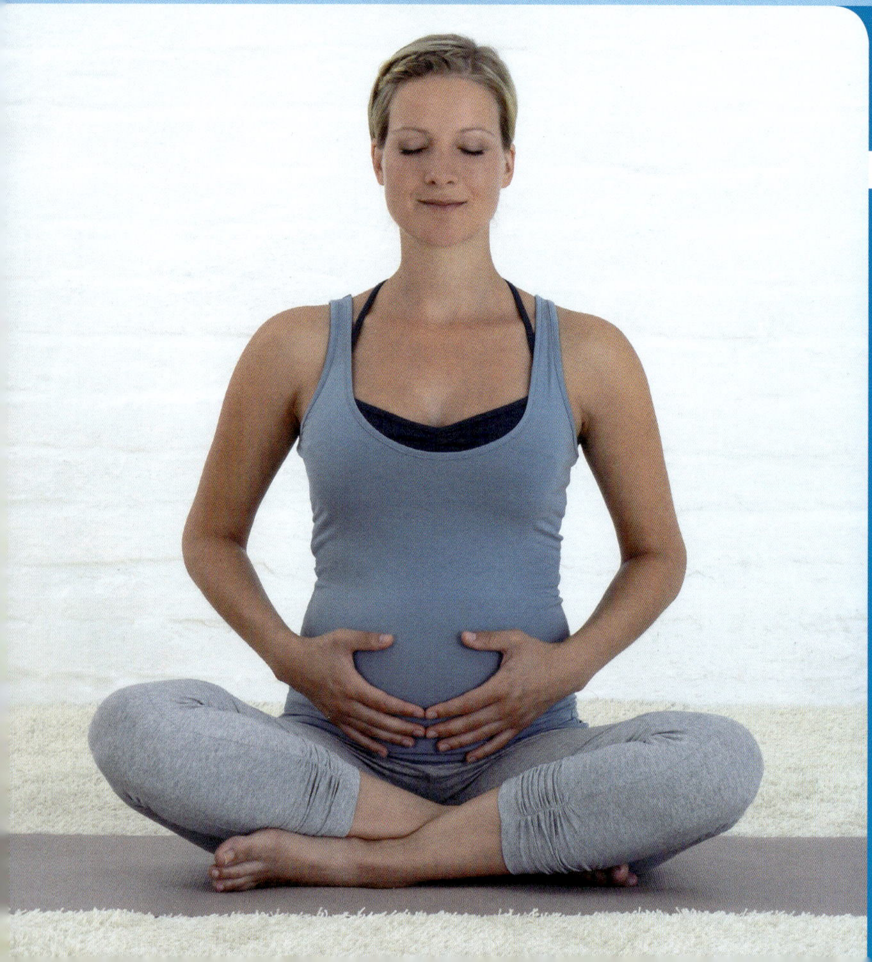

Ausgangsposition: Sitzen

1. Nehmen Sie einen bequemen und aufrechten Sitz ein und schließen Sie die Augen. Beobachten Sie Ihre Atmung.
2. Legen Sie die Hände auf Ihren Bauch und nehmen Sie Kontakt zu Ihrem Baby auf. Spüren Sie nach, ob es gerade aktiv ist und herumstrampelt oder ob es schläft. Vertiefen Sie die Atmung und nehmen Sie wahr, wie sich Ihre Bauchdecke sanft hebt und senkt. Schicken Sie Ihrem Baby mehrere tiefe Atemzüge.
3. Legen Sie die Hände in Höhe der mittleren Rippen seitlich auf den Brustkorb und atmen Sie tief in diesen Bereich hinein. Spüren Sie, wie sich dabei die Rippen leicht auffächern und zusammenziehen. Machen Sie mehrere tiefe Atemzüge.
4. Legen Sie die Fingerspitzen auf die Schlüsselbeine und atmen Sie tief in diesen Bereich hinein. Spüren Sie, wie sich dabei die Schlüsselbeine sanft heben und senken. Machen Sie auch hier mehrere tiefe Atemzüge.
5. Legen Sie die Hände auf die Oberschenkel. Lassen Sie den Einatem nun in alle drei Atemräume einströmen: zuerst in den Bauch, dann in den Brustkorb und schließlich hinter die Schlüsselbeine. Lassen Sie den Ausatem in umgekehrter Reihenfolge wieder entweichen. Machen Sie mehrere tiefe Atemzüge.
6. Atmen Sie wieder normal und spüren Sie nach.

41 Der Geburtsatem

Wirkungen

- Beruhigt und verlangsamt den Atem durch die leichte Verengung der Stimmritze.
- Vertieft die Atmung.
- Beruhigt den Geist und das Nervensystem.
- Wirkt beruhigend auf das Baby (vor und nach der Geburt).
- Kann bei Schlaflosigkeit helfen.
- Kann den Wehenschmerz erleichtern.

Kontraindikationen

- Asthma oder andere chronische Atemwegserkrankungen: Befragen Sie bitte vorher Ihren Arzt, ob Sie Atemübungen praktizieren dürfen.

Varianten

- Diese Übung können Sie vor (und nach) der Geburt auch mit geschlossenem Mund durchführen, indem Sie mit verengter Stimmritze durch die Nase ein- und ausatmen. Das Rauschen in Ihrer Kehle wird dadurch leiser und eher innerlich wahrgenommen, was die konzentrierende und beruhigende Wirkung verstärkt.

Hinweise

- In der Schwangerschaft wird die Ausatmung betont, da sie mit Hingabe und Loslassen assoziiert wird. Außerdem ist die betonte Ausatmung der wirksamste Schlüssel zur Schmerzbewältigung während der Geburt, da sie entspannt und auf diese Weise körpereigene Endorphine freisetzt. Sie können diese Atemübung während der gesamten Eröffnungsphase praktizieren, aber auch während der Wehenpausen in der Übergangs- und der Austreibungsphase, um sich zwischendurch vollständig zu entspannen und neue Kraft zu sammeln.
- Auch nach der Geburt ist diese Übung sehr nützlich, denn sie kann sowohl Ihnen helfen, den Alltag besser zu bewältigen, als auch Ihr Baby in schwierigen Phasen unterstützen. Praktizieren Sie sie während des Stillens oder entspannt neben dem Baby liegend.

41 Der Geburtsatem

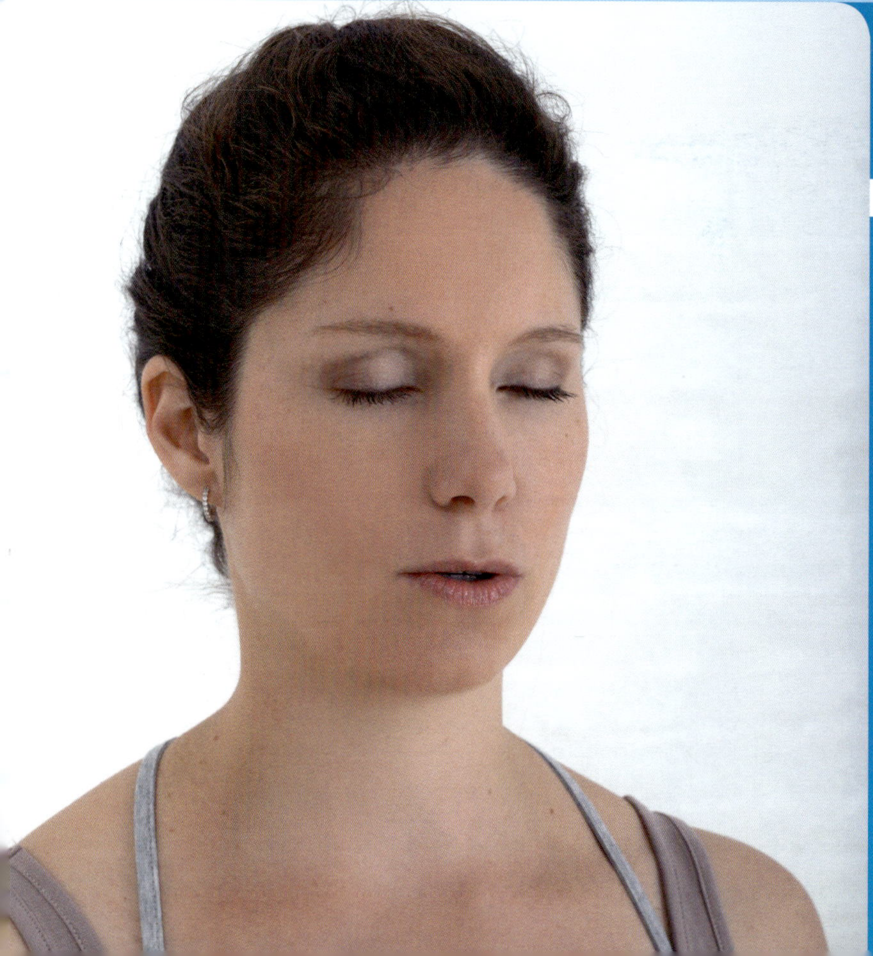

Ausgangsposition: Sitzen

1. *Nehmen Sie einen bequemen und aufrechten Sitz ein und schließen Sie die Augen. Beobachten Sie Ihre Atmung und genießen Sie die frische Energie, die sie Ihnen schenkt.*
2. *Atmen Sie tief durch die Nase ein und lassen Sie den Ausatem dann lang auf ein gehauchtes „Haaaa" durch den leicht geöffneten Mund ausströmen. Die Gesichtsmuskeln sind dabei ganz entspannt und der Unterkiefer locker. Nehmen Sie die leichte Verengung in Ihrer Stimmritze wahr, die durch das Hauchen bei der Ausatmung entsteht, und lauschen Sie dem leisen Rauschen in Ihrer Kehle, das wie eine Welle am Strand heranflutet und dann wieder leiser wird. Konzentrieren Sie sich mehrere Atemzüge lang nur auf dieses stetig wiederkehrende Geräusch.*
3. *Spüren Sie, wie sich Ihr Körper bei der Einatmung ausdehnt und wie er bei der Ausatmung immer mehr Anspannung loslässt, ohne dabei seine aufrechte Haltung zu verlieren. Begrüßen Sie Ihren Atem als Verbündeten, der Ihnen dabei behilflich ist. Fahren Sie mit der hauchenden Ausatmung noch einige Minuten lang fort und genießen Sie die zunehmende Entspannung in Ihrem Körper und in Ihrem Geist.*
4. *Kehren Sie zur normalen Atmung zurück und spüren Sie nach.*

Die Nasenwechselatmung

Wirkungen

- Soll harmonisierend auf die beiden Gehirnhälften wirken (mit leichter Betonung der linken Seite).
- Wirkt beruhigend.
- Fördert das innere Gleichgewicht und wirkt so Stimmungsschwankungen entgegen.
- Kann bei Schlaflosigkeit helfen.

Kontraindikationen

- Asthma oder andere chronische Atemwegserkrankungen: Befragen Sie bitte vorher Ihren Arzt, ob Sie Atemübungen praktizieren dürfen.
- Akute Erkältung, Polypen.

Varianten

- Wenn Sie eher die rechte Hirnhälfte (und somit Ihre Entscheidungsfähigkeit und Durchsetzungskraft) aktivieren wollen, beginnen Sie mit der Einatmung auf der rechten Seite und setzen Sie den Rhythmus der Ein- und Ausatmungen entsprechend fort.

Hinweise

- Halten Sie den Kopf während der ganzen Übung gerade in der Mitte.
- Wenn Ihr rechter Arm rasch ermüdet, unterlagern Sie ihn mit einem festen Kissen.
- Die linke Hirnhälfte wird in der Yogaphilosophie mit dem weiblichen Prinzip gleichgesetzt. Durch regelmäßiges Üben der Nasenwechselatmung werden dessen Qualitäten immer mehr aktiviert, wie z. B. Intuition, Offenheit und Empfänglichkeit. Diese Eigenschaften können Ihnen sowohl während der Schwangerschaft und Geburt als auch in Ihrer späteren Mutterrolle von großem Nutzen sein.
- Auch nach der Geburt sollten Sie diese Atemübung regelmäßig praktizieren, denn sie kann Ihnen durch ihre energetisch ausgleichende Wirkung helfen, hormonbedingte Stimmungsschwankungen (den sogenannten „Baby Blues“) leichter zu überwinden.

Die Nasenwechselatmung

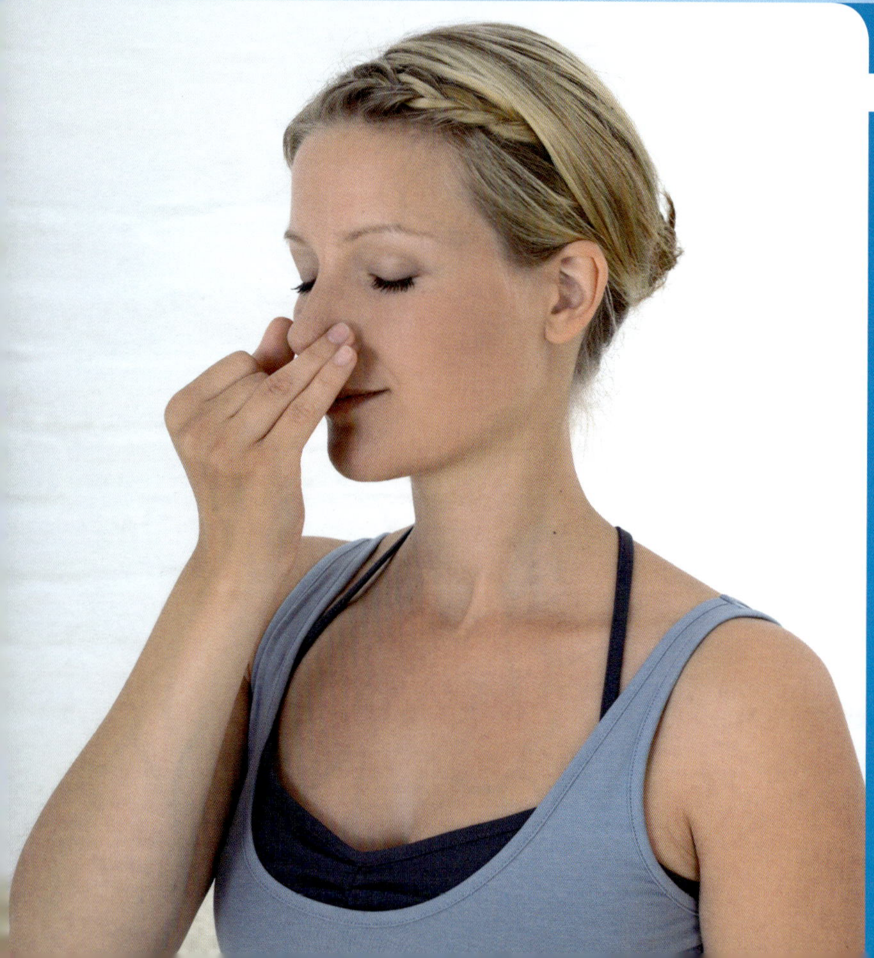

Ausgangsposition: Sitzen

1 Nehmen Sie einen bequemen und aufrechten Sitz ein. Beugen Sie Zeige- und Mittelfinger der rechten Hand und lassen Sie Daumen, Ringfinger und kleinen Finger senkrecht nach oben stehen. Führen Sie Ihren Ringfinger zum linken Nasenflügel und Ihren Daumen zum rechten, ohne die Nasenlöcher zu verschließen. Die rechte Schulter sinkt entspannt nach unten. Schließen Sie die Augen. Beobachten Sie Ihre Atmung und atmen Sie mehrere Male durch beide Nasenlöcher ein und aus.

2 Verschließen Sie mit dem Daumen sanft das rechte Nasenloch und atmen Sie ruhig und langsam links ein. Lösen Sie den Daumen, verschließen Sie mit dem Ringfinger das linke Nasenloch und atmen Sie rechts aus. Atmen Sie rechts wieder ein, verschließen Sie das rechte Nasenloch, lösen Sie das linke und atmen links wieder aus.

3 Wiederholen Sie diesen Rhythmus einige Male: links ein, verschließen, rechts aus, rechts ein, verschließen, links aus. Atmen Sie dabei ruhig und konzentriert.

4 Beenden Sie die Nasenwechselatmung mit einer Ausatmung auf der linken Seite. Lösen Sie die Fingerhaltung und lassen Sie die Hand auf Ihren Oberschenkel sinken. Atmen Sie nun bewusst wieder durch beide Nasenlöcher ein und aus und bemerken Sie den Unterschied zu vorher. Spüren Sie mit geschlossenen Augen nach.

Wirkungen

- Sensibilisiert für die drei unterschiedlichen Atemräume.
- Vertieft die Atmung.
- Wirkt beruhigend.
- Hilft, etwaige Hemmungen, laut zu werden, zu überwinden, und kann dadurch die Geburt erleichtern.

Kontraindikationen

- Asthma oder andere chronische Atemwegserkrankungen: Befragen Sie bitte vorher Ihren Arzt, ob Sie Atemübungen praktizieren dürfen.

Varianten

- Keine.

Hinweise

- Bevor Sie mit dem „Tönen“ beginnen, praktizieren Sie „Die volle Yogaatmung“ (Karte 40), bis Sie einige Routine entwickelt haben.
- Im fortgeschrittenen Stadium der Schwangerschaft kann es schwierig werden, tief in den Bauch zu atmen. Forcieren Sie in diesem Fall nichts.
- Da der Mundboden und der Beckenboden reflektorisch miteinander verbunden sind, ist ein „weicher“ Kiefer sehr wichtig für die Öffnung des Muttermundes. Tönen Sie deshalb auch während der Geburt auf ein tiefes „A“ und lassen Sie dabei den Mund weit offen und den Unterkiefer locker.
- Babys lieben das „Tönen“ übrigens sehr: Oft kann man schon bei Ungeborenen beobachten, dass sie dadurch ruhiger werden. Nach der Geburt beruhigen sich Babys häufig ebenfalls schneller, wenn ihre Mutter das „Tönen“ schon in der Schwangerschaft praktiziert hat.

Tönen

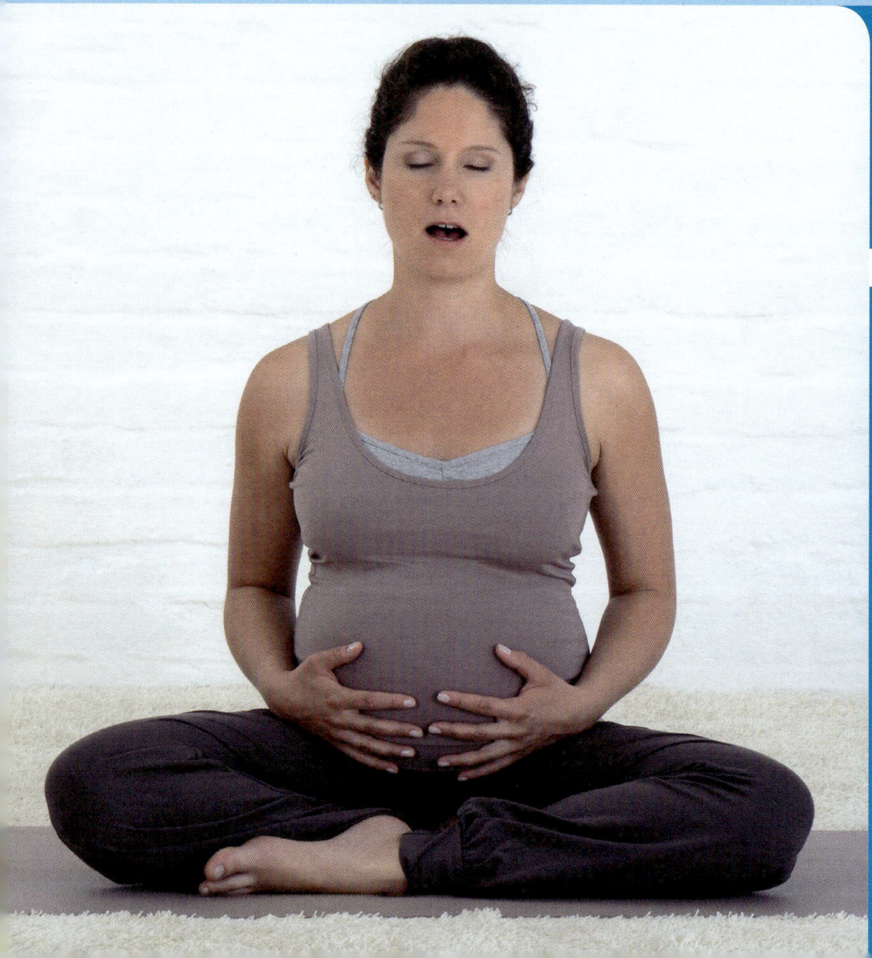

Ausgangsposition: Sitzen

1. Nehmen Sie einen bequemen und aufrechten Sitz ein und lassen Sie die Hände auf den Oberschenkeln ruhen. Schließen Sie die Augen. Beobachten Sie Ihre Atmung und genießen Sie die frische Energie, die sie Ihnen schenkt.
2. Legen Sie die Hände auf Ihren Bauch und nehmen Sie Kontakt zu Ihrem Baby auf. Spüren Sie nach, ob es gerade aktiv ist und herumstrampelt oder ob es schläft. Atmen Sie dann tief in den Bauch hinein, öffnen Sie weit den Mund und lassen Sie den Unterkiefer so locker wie möglich hängen. Tönen Sie beim Ausatmen auf ein tiefes und lang gezogenes „A". Wiederholen Sie dies dreimal.
3. Atmen Sie tief in den Brustkorb und tönen Sie beim Ausatmen mit runden Lippen auf ein dunkles und lang gezogenes „U". Wiederholen Sie auch dies dreimal.
4. Atmen Sie tief in die oberen Lungenbereiche hinter die Schlüsselbeine und tönen Sie beim Ausatmen mit geschlossenen Lippen auf ein nasales und lang gezogenes „M". Wiederholen Sie auch dies dreimal.
5. Atmen Sie schließlich tief in alle drei Atemräume und tönen Sie beim Ausatmen mit weit geöffnetem Mund auf ein lang gezogenes „AUM". Wiederholen Sie dies dreimal.
6. Kehren Sie zur normalen Atmung zurück und spüren Sie mit geschlossenen Augen nach.

Wirkungen

~ Lässt die inneren Klänge wahrnehmen und dadurch in die eigene innere Welt eintauchen.

~ Beruhigt den Geist und das Nervensystem.

~ Verfeinert die Wahrnehmung und verbessert die Konzentration.

~ Kann gut auf die Meditation vorbereiten.

~ Kann Sorgen und Ängste bezüglich Schwangerschaft und Geburt lindern.

Kontraindikationen

~ Keine.

Varianten

~ Keine.

Hinweise

~ Sollten Ihnen die Arme schwer werden, können Sie die Oberarme auch auf einem großen Kissen abstützen.

~ Bevor Sie diese Übung praktizieren, machen Sie sich zunächst bitte mit „Die volle Yogaatmung" (Karte 40) vertraut.

~ Seien Sie bei dieser Übung geduldig mit sich: Vielleicht hören Sie bei den ersten Durchgängen nur das Rauschen der Blutzirkulation im Ohr und keine anderen Geräusche. Lassen Sie sich dadurch nicht verunsichern, sondern konzentrieren Sie sich nur darauf. Mit zunehmender Übung wird sich Ihre Wahrnehmung immer mehr verfeinern und Sie werden auch subtilere Schwingungen vernehmen können.

~ Auch nach der Geburt Ihres Babys wirkt diese Übung wahre Wunder: Sie kann Ihnen helfen, wieder zu sich zu finden, wenn im Alltag Ihre Nerven einmal blank liegen sollten. Nutzen Sie die Momente, in denen Ihr Baby schläft, nicht nur dazu, um endlich Ihre To-do-Liste abzuarbeiten, sondern auch, um etwas für sich zu tun!

44 Der Bienenatem

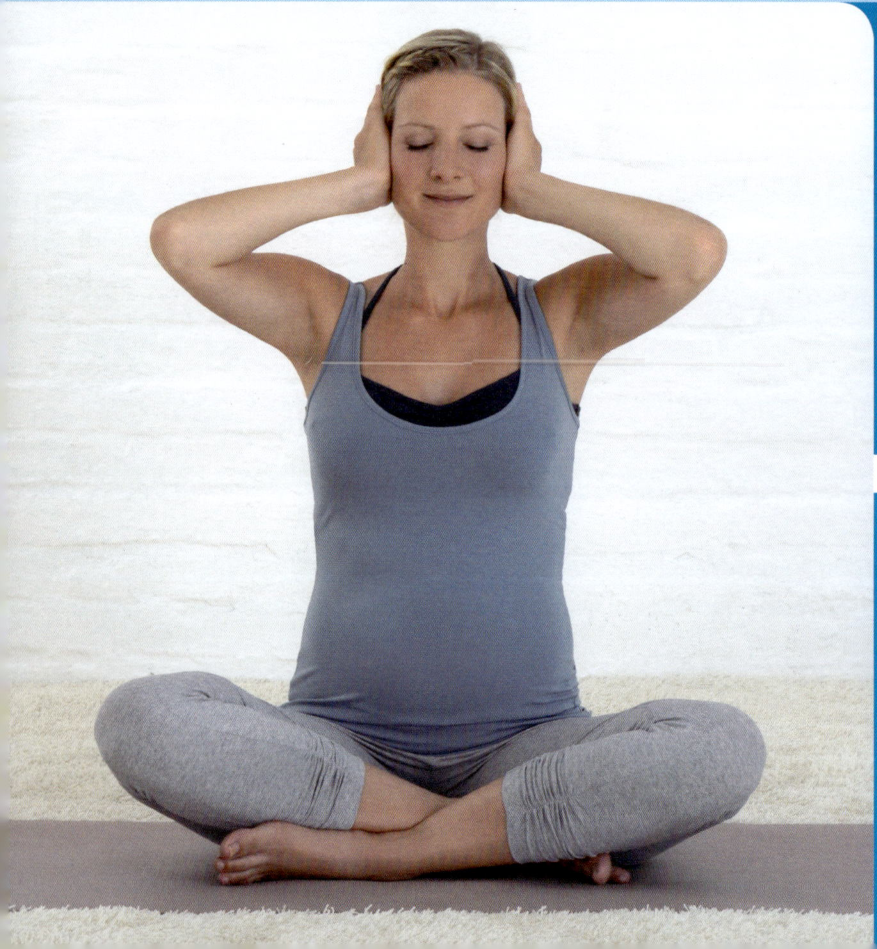

Ausgangsposition: Sitzen

1 Nehmen Sie einen bequemen und aufrechten Sitz ein und schließen Sie die Augen. Beobachten Sie Ihre Atmung.

2 Schicken Sie nacheinander einige tiefe Atemzüge in den Bauch zu Ihrem Baby, dann in den Brustraum und schließlich hinter die Schlüsselbeine. Legen Sie jeweils die Finger auf den beatmeten Bereich, um das durch den Atem hervorgerufene Heben und Senken besser zu spüren.

3 Atmen Sie in alle drei Atemräume und kommen Sie dadurch in die volle Yogaatmung. Spüren Sie die Ruhe und die Energie, die auf diese Weise in Ihren Körper strömt. Behalten Sie diese tiefe Atmung bei.

4 Heben Sie einatmend die Arme auf Schulterhöhe und verschließen Sie die Ohren entweder mit der flachen Hand oder einem Finger. Die Schultern fließen dabei entspannt nach hinten und unten, der Mund ist geschlossen. Atmen Sie mit einem leisen Summen durch die Nase wieder aus. Wiederholen Sie diese summende Atmung dreimal.

5 Atmen Sie mit immer noch verschlossenen Ohren ruhig weiter und lauschen Sie in Ihr Inneres. Nehmen Sie die Geräusche wahr, die plötzlich hörbar werden: vor allem die Blutzirkulation, aber auch andere, darunter liegende Töne. Halten Sie diese Konzentration mehrere Minuten lang.

6 Lassen Sie die Arme sinken und kehren Sie zur normalen Atmung zurück. Spüren Sie nach.

45 Bei sich ankommen

Wirkungen

- Entspannt den Körper.
- Kann Körper und Geist als Einstimmung auf Yoga dienen.
- Beruhigt den Geist und kann das Gedankenkarussell zur Ruhe kommen lassen.
- Fördert die Konzentration auf den Augenblick.
- Macht mit Meditation vertraut.

Kontraindikationen

- Keine.

Varianten

- Sie können diese Wahrnehmungsübung auch in der Seitlage durchführen.

Hinweise

- Meditation bedeutet, zum „stillen Beobachter“ zu werden und Abstand von den eigenen Gedanken nehmen zu können. Wenn Sie noch keine Erfahrung damit haben, kann Ihnen diese Übung helfen, sich langsam daran heranzutasten. Dehnen Sie hierfür die Momente der stillen Aufmerksamkeit immer weiter aus.
- Es gibt unterschiedliche Möglichkeiten, diese Übung einzusetzen: Zu Beginn Ihrer Yogastunde kann sie Ihnen helfen, Ihren Körper und Ihren Geist auf Yoga einzustimmen, d. h. die dafür nötige Aufmerksamkeit zu generieren. Wenn Sie sie gegen Ende Ihrer Stunde einsetzen, kann sie die „Entspannung im Liegen“ (Karte 50) vorbereiten oder Ihnen Gelegenheit geben, einen Vergleich zu Ihrer Verfassung zu Beginn der Stunde zu ziehen. Genießen Sie diese Übung auch zwischendurch im Alltag: Wann immer Sie sich fahrig oder unruhig fühlen, sorgt sie durch ihre stark zentrierende Wirkung dafür, dass Sie wieder bei sich ankommen und besser im Bilde sind, wie es Ihnen gerade geht. Experimentieren Sie gern mit dieser Übung und setzen Sie sie je nach Bedarf ein.

45 Bei sich ankommen

Meditation und Entspannung ★

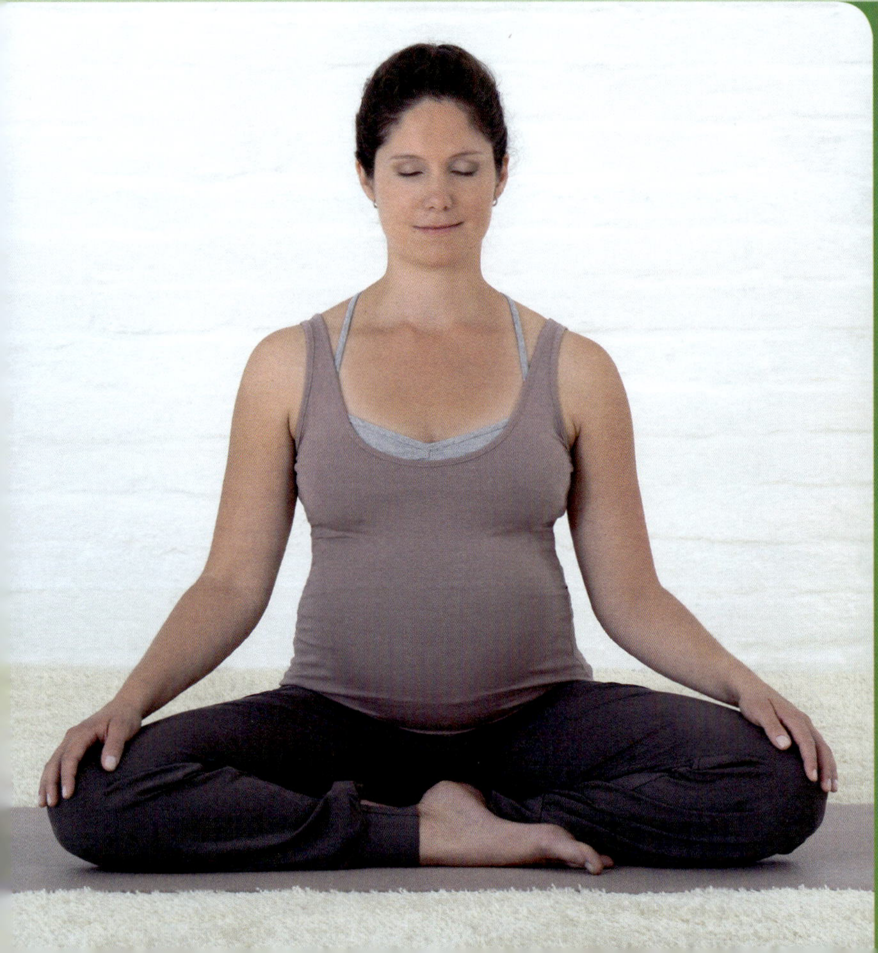

Ausgangsposition: Sitzen

1. *Nehmen Sie einen bequemen und aufrechten Sitz ein und schließen Sie die Augen.*
2. *Nehmen Sie wahr, wie sich Ihr Körper in diesem Moment anfühlt. Können Sie Ungleichheiten zwischen den Körperhälften bemerken? Wie fühlen sich Ihre Füße an, Ihre Beine, Ihr Becken, Ihr Bauch, Ihr Oberkörper, Ihre Arme, Ihre Hände, Ihr Nacken und Ihr Kopf? Spüren Sie nacheinander in diese Körperteile hinein und stellen Sie kurz fest, ob sich dort vielleicht Schmerzen oder Verspannungen erfühlen lassen. Bewerten Sie sie jedoch nicht, sondern lassen Sie alles so sein, wie es ist.*
3. *Nehmen Sie wahr, wie ohne Ihr Zutun der Einatem in Ihren Körper hinein- und der Ausatem aus Ihrem Körper herausströmt. Lassen Sie den Atem kommen und gehen, wie er möchte. Genießen Sie das Gefühl der stillen Beobachtung.*
4. *Nehmen Sie Ihre Gedanken wahr. Mit welchen Themen ist Ihr Geist gerade beschäftigt? Sehen Sie sich jeden Ihrer Gedanken kurz an und lassen Sie ihn dann weiterziehen, als wäre er eine Wolke am Himmel. Wenn Ihr Gedankenkarussell zu aufdringlich werden sollte, konzentrieren Sie sich wieder auf Ihren Atem. Verweilen Sie einige Minuten lang in dieser stillen Aufmerksamkeit.*
5. *Vertiefen Sie allmählich Ihre Atmung. Öffnen Sie dann langsam wieder die Augen.*

Wirkungen

- Mobilisiert den gesamten Rücken.
- Stärkt die Wahrnehmung für die Beckenregion und die Wirbelsäule.
- Wirkt beruhigend.
- Steigert das Konzentrationsvermögen.
- Führt zu einem Gefühl des Geerdetseins.
- Kann frische Kraft und neuen Mut schenken.

Kontraindikationen

- Symphysenschmerzen: Üben Sie bitte die Variante im Fersensitz.

Varianten

- Am besten ist für diese Übung der Schneidersitz geeignet, denn durch ihn spüren Sie dank des Kontakts der Sitzbeinhöcker zur Unterlage die Verbindung zum Boden am deutlichsten. Sollten Sie ihn nicht einnehmen können, weichen Sie auf den Fersensitz aus.
- Wenn Ihnen die Vorstellung des Grashalms nicht zusagt, können Sie sich Ihre Wirbelsäule natürlich auch als Blumenstängel oder jungen Baumstamm vorstellen. In jedem Fall lassen Sie die schwingende Bewegung niemals ruckartig oder heftig werden, sondern immer sanft und gleichmäßig sein.

Hinweise

- Bei dieser Übung ist es unerlässlich, zunächst die stabile Erdung durch das Becken zu erfahren und sich dann aus dieser heraus aufzurichten. Auf diese Weise kann die Wirbelsäule als tragende Mittelachse wahrgenommen werden, die sich zwischen den beiden Polen Erde und Himmel aufspannt.

Sich verwurzeln

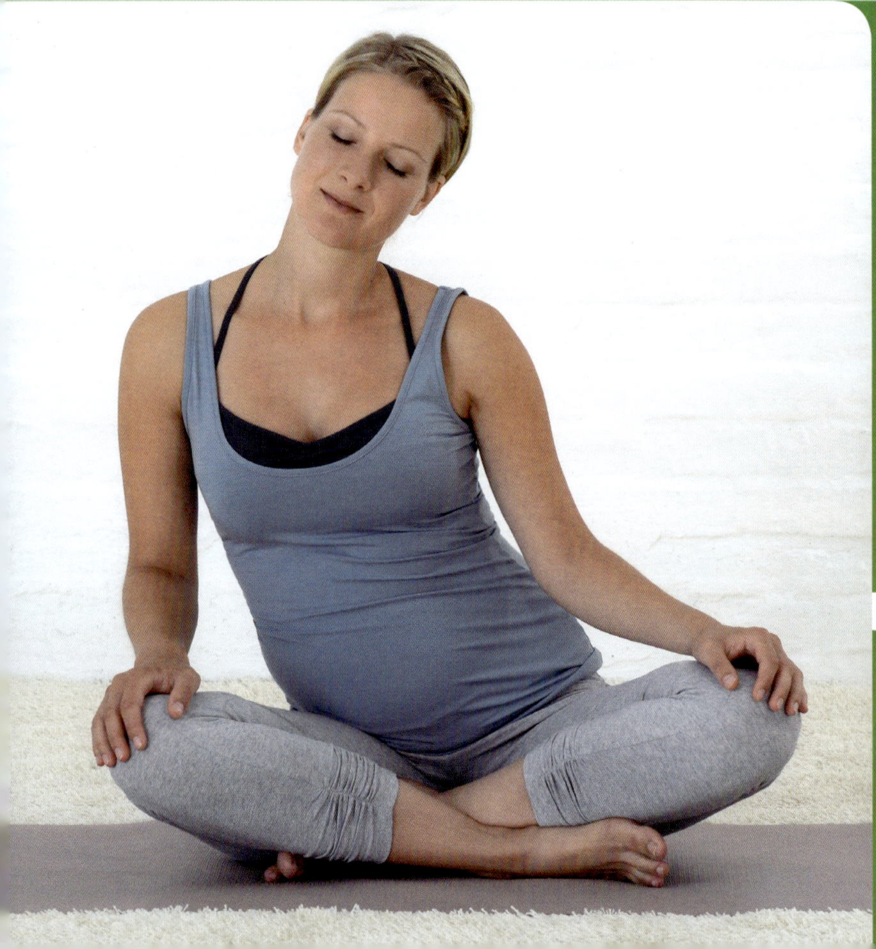

Ausgangsposition: Sitzen

1. Setzen Sie sich in den Schneidersitz und schließen Sie die Augen. Lassen Sie den Atem kommen und gehen, wie er möchte.
2. Spüren Sie zu Ihren Sitzbeinhöckern und ihren Kontaktpunkten mit der Unterlage hin. Stellen Sie sich vor, dass aus Ihren Sitzbeinhöckern kräftige Wurzeln herauswachsen, die Sie im Boden verankern. Genießen Sie das erdende Gefühl, dass dadurch entsteht.
3. Nehmen Sie Ihre Wirbelsäule wahr. Wachsen Sie einatmend noch weiter aus sich heraus, als befände sich an Ihrem Scheitelpunkt ein Faden, an dem Sie sanft in die Länge gezogen werden. Lassen Sie ausatmend Ihre Schulterblätter entspannt nach hinten und unten absinken.
4. Spüren Sie die beiden Pole, zwischen denen sich Ihre Wirbelsäule nun aufspannt: Erde und Himmel.
5. Stellen Sie sich vor, Ihre Wirbelsäule wäre ein Grashalm, der in einer leichten Brise zart hin und her schwingt. Lassen Sie die Bewegung zunächst klein sein. Stellen Sie sich dann vor, dass der Wind allmählich etwas auffrischt, und lassen Sie die mitschwingende Bewegung nach und nach größer werden. Geben Sie sich ihr völlig hin.
6. Lassen Sie die Bewegung schrittweise wieder kleiner werden. Genießen Sie dann einige Momente lang die Stille und spüren Sie nach.

47 Meditation im Gehen

Wirkungen

- Schult das eigene Körperbewusstsein.
- Steigert das Konzentrationsvermögen.
- Führt den Geist in die Gegenwart, ins Hier und Jetzt.
- Erlöst den Geist von kreisenden Gedanken und fördert dadurch die innere Freiheit.

Kontraindikationen

- Keine.

Varianten

- Diese Übung lässt sich auch wunderbar im Freien durchführen. Konzentrieren Sie sich in diesem Fall auch auf die Art des Untergrundes unter Ihren Füßen: Wie unterschiedlich fühlen sich Gras, Steine oder Erde an? Oder achten Sie auf nichts anderes als die Geräusche in Ihrer Umgebung.

Hinweise

- Üben Sie barfuß, da Ihnen auf diese Weise die Wahrnehmung leichter fallen kann.
- Diese Meditation können Sie sehr gut nach der „Wahrnehmung des Standes“ (Karte 17) praktizieren.
- Sie können diese Übung auch nach der Geburt praktizieren, wenn Ihr Baby viel herumgetragen werden möchte. Der bewusste Atem und die konzentrierten, ruhigen Bewegungen der Mutter wirken sehr häufig auch auf das Kind beruhigend. Auch wenn Sie sich gerade furchtbar müde und angestrengt fühlen, versuchen Sie, in diesem Moment zu entspannen. Spüren Sie bewusst das Gewicht Ihres Kindes auf Ihrem Arm, nehmen Sie seinen Atem wahr und empfinden Sie Dankbarkeit dafür, dass es auf der Welt ist.

47 Meditation im Gehen

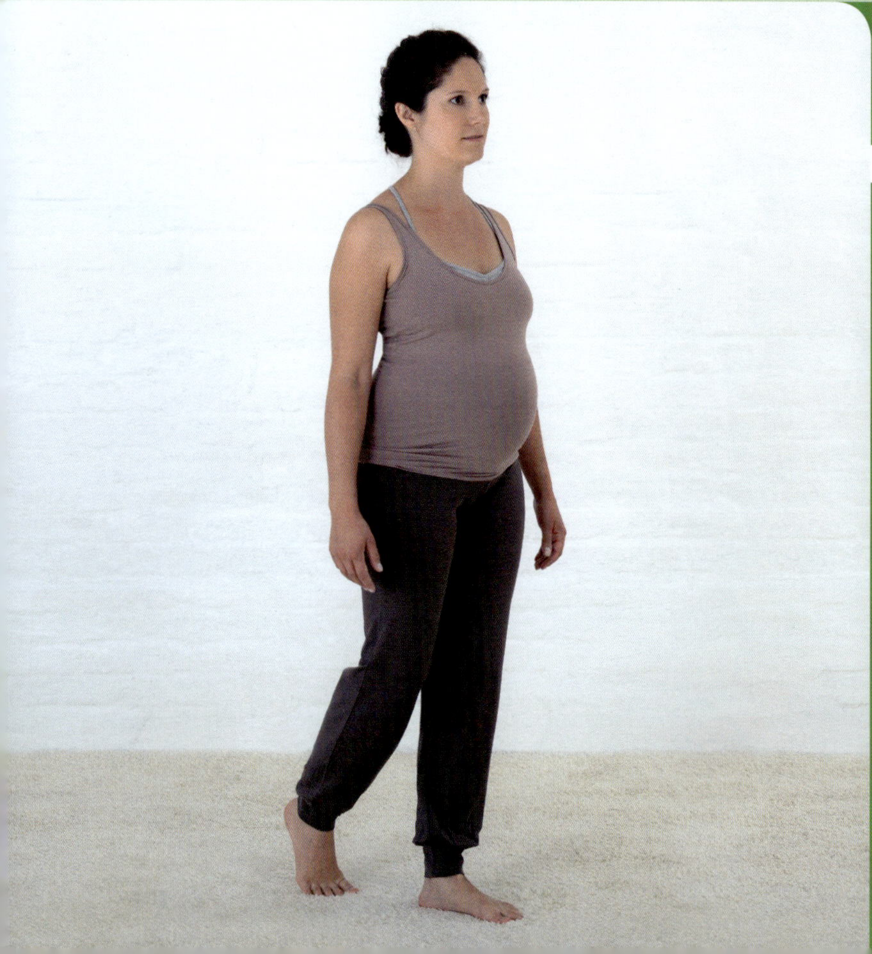

Ausgangsposition: Stand

1. Kommen Sie in den Stand. Lassen Sie den Atem kommen und gehen, wie er möchte.
2. Gehen Sie langsam im Kreis durch den Raum. Ziehen Sie dabei die Knie ein wenig hoch und setzen Sie die Füße bewusst langsam auf. Spüren Sie die Bewegungen Ihrer Füße beim Aufsetzen und beim Abrollen. Gehen Sie einige Runden, in denen Sie sich ganz bewusst nur auf diese Bewegungen konzentrieren. Genießen Sie dabei das Gefühl, von der Erde sicher getragen zu werden.
3. Lenken Sie Ihre Aufmerksamkeit zu Ihrer Körpermitte und nehmen Sie Ihren unteren Rücken wahr. Entspannen Sie ihn bewusst. Bringen Sie Ihre Schultern über das Becken und machen Sie Ihren Nacken lang, als wäre an Ihrem Scheitelpunkt ein Faden befestigt, an dem Sie sanft in die Aufrichtung gezogen werden. Gehen Sie weiter und genießen Sie das Gefühl der Aufspannung.
4. Werden Sie noch ein wenig langsamer und konzentrieren Sie sich wieder auf Ihre Atmung. Nehmen Sie wahr, wie die Konzentration auf das Fließen der Ein- und Ausatmung Sie ganz bei sich sein lässt und eventuell auftauchende Gedanken zum Schweigen bringt.
5. Kehren Sie in allergrößter Langsamkeit zu Ihrer Matte zurück und spüren Sie mit geschlossenen Augen im Stand nach.

48 | Kraft schöpfen

Wirkungen

- Kräftigt die Rücken- und Beinmuskulatur.
- Regt den Kreislauf an.
- Wirkt beruhigend.
- Lässt die Lebensenergie harmonischer fließen.
- Kann frische Kraft und Mut schenken.

Kontraindikationen

- Bluthochdruck, Schwindelanfälle oder Übelkeit: Üben Sie die sanfte Variante.

Varianten

- Da es bei dieser Übung vor allem um den meditativen Aspekt geht, können Sie die Übung auch durchführen, indem Sie nur die halbe Strecke nach unten gehen. Stellen Sie dazu einen Stuhl vor sich hin und „schöpfen" Sie von der Sitzfläche.

Hinweise

- Durch diese Übung können Sie in anstrengenden Phasen der Schwangerschaft oder nach der Geburt rasch wieder neue Kraft schöpfen und sich sammeln. Spüren Sie, dass Ihre Basis, die Erde, Sie sicher trägt und Sie sich gleichzeitig dem Himmel und damit neuen Herausforderungen entgegenstrecken können.
- Je deutlicher Sie sich vorzustellen vermögen, dass Sie mit Ihren Händen etwas Kräftigendes aufschöpfen, desto wirksamer ist die Übung. Suchen Sie sich daher in Ihrer Imagination etwas aus, das Ihnen persönlich etwas bedeutet. Das kann ein Häufchen Erde sein, das Stabilität symbolisiert, oder eine Schale kühles Wasser, das Ihnen Erfrischung schenkt.

48 Kraft schöpfen

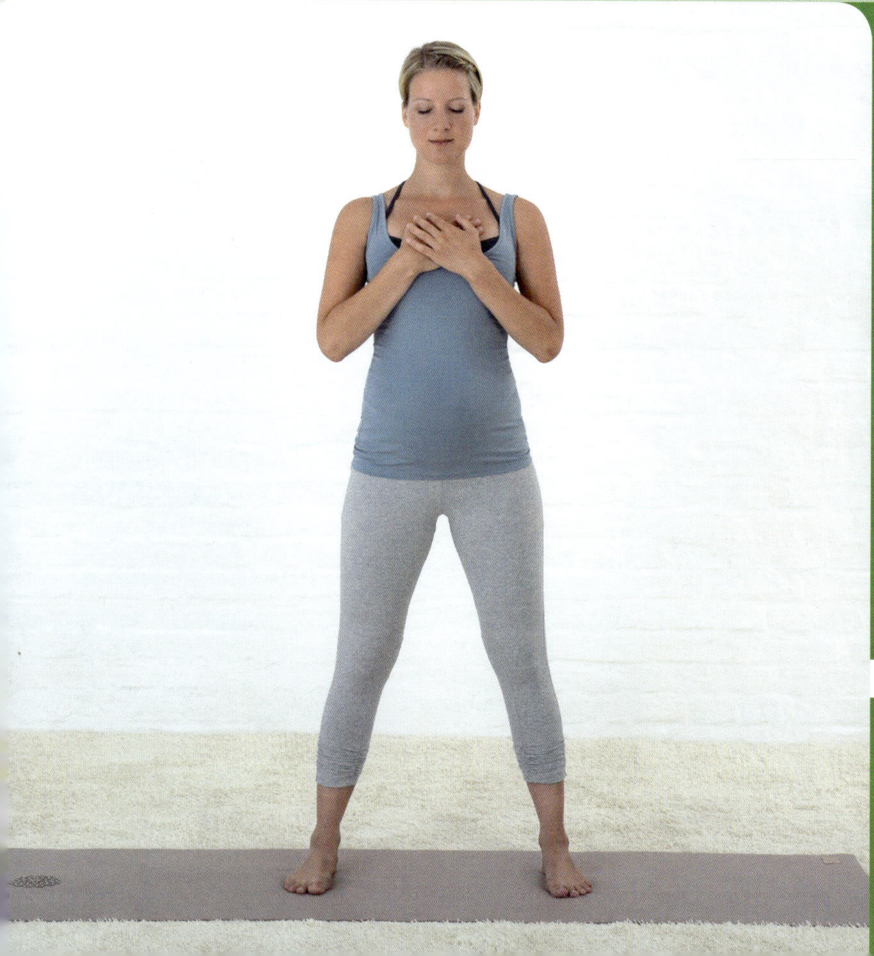

Ausgangsposition: Stand

1. Nehmen Sie eine leichte Grätsche ein und legen Sie Ihre Handflächen vor der Brust aneinander. Beobachten Sie Ihre Atmung.
2. Führen Sie einatmend langsam die aneinander gelegten Hände in der Mittellinie nach oben, bis die Arme gestreckt sind. Folgen Sie dabei die ganze Zeit mit dem Blick Ihren Händen.
3. Gehen Sie ausatmend in die Knie und beugen Sie gleichzeitig den Oberkörper nach vorn. Senken Sie zur gleichen Zeit die gestreckten Arme über die Seiten ab, sodass Ihre Fingerspitzen schließlich in der Vorbeuge den Boden berühren.
4. Formen Sie einatmend mit Ihren Händen eine Schale und stellen Sie sich vor, dass Sie etwas aufschöpfen, das Ihnen Kraft gibt. Heben Sie Ihre Hände langsam in dieser Geste nach oben. Richten Sie gleichzeitig Ihren Oberkörper mit langem Rücken auf und strecken Sie Ihre Beine.
5. Führen Sie ausatmend Ihre Hände zum Brustbein, schließen Sie die Augen und stellen Sie sich vor, dass Sie die gesammelte Kraft nun Ihrem Herzen übergeben. Lassen Sie die Hände einen Atemzug lang übereinander auf Ihrem Brustkorb ruhen und spüren Sie nach.
6. Wiederholen Sie diesen Ablauf einige Male. Spüren Sie dann mit geschlossenen Augen im Stand nach.

49 Herzmeditation

Wirkungen

- Vertieft die Atmung.
- Wirkt beruhigend.
- Verstärkt Ihre Bindung zum Ungeborenen.
- Wirkt beruhigend auf das Baby (vor und nach der Geburt).
- Erzeugt eine starke positive Schwingung.

Kontraindikationen

- Keine.

Varianten

- Diese Übung kann auch gut in einer kleinen Gruppe praktiziert werden. Sollten Sie also andere werdende Mütter kennen und Lust auf diese gemeinsame Erfahrung haben, setzen Sie sich miteinander in einen Kreis. Eine von Ihnen sollte die Anweisungen für alle laut vorlesen. Tönen Sie das „Om" zuerst dreimal gemeinsam, dann tönt jede für sich in ihrem eigenen Atemrhythmus. Lauschen Sie dem so entstehenden Klangteppich und stellen Sie sich vor, wie Ihr Kind und alle anderen ungeborenen Babys davon eingehüllt werden. Lassen Sie das Tönen allmählich leiser werden und spüren Sie in der Stille nach.

Hinweise

- „Om" gilt im Yoga als Urschwingung, aus der alle anderen Laute hervorgegangen sind, und wird verwendet, um die höchste Energie anzurufen. Falls Ihnen diese Vorstellung fremd ist, betrachten Sie es einfach als Laut zum Tönen.
- Falls Ihnen die Vorstellung schwerfällt, dass sich ein gedachtes Licht um Sie herum ausbreitet, wählen Sie eine andere Vorstellung, die Ihnen näher ist, z. B. ein warmes Gefühl im Brustkorb.
- Auch nach der Geburt ist diese Übung sehr nützlich, da es in anstrengenden Phasen mit Ihrem Baby manchmal notwendig werden kann, die bedingungslose Liebe zu Ihrem Kind abzurufen, um sie wieder umso kräftiger empfinden zu können.

49 Herzmeditation

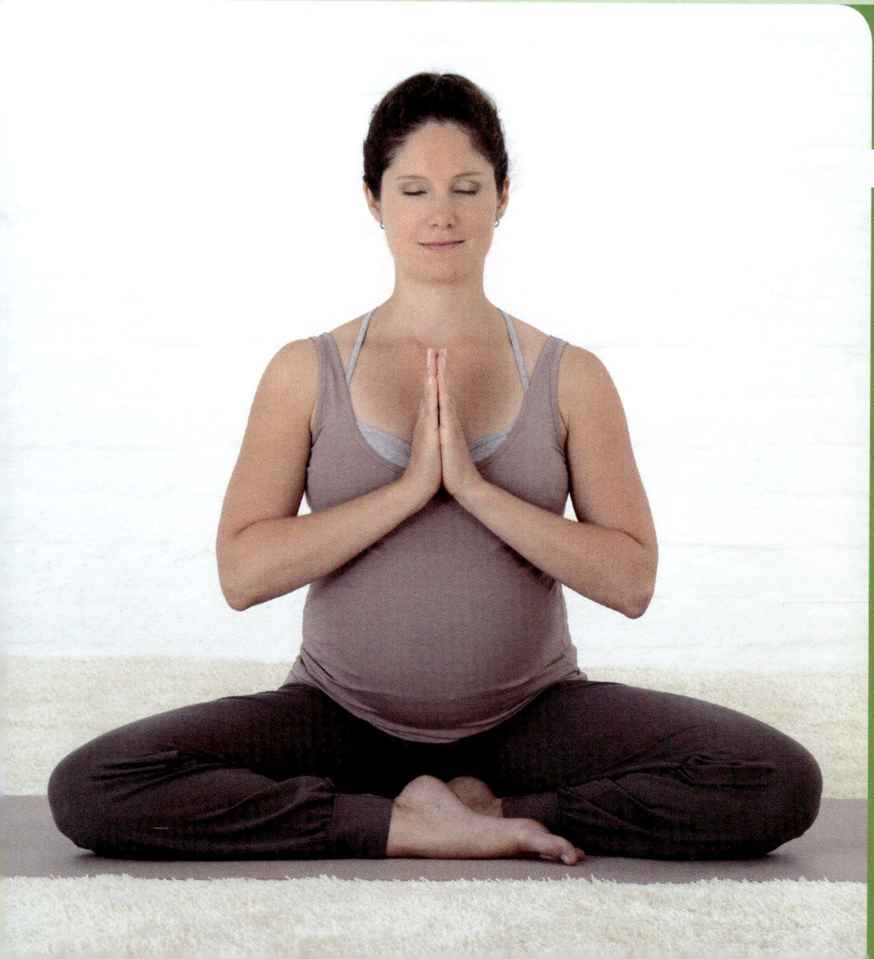

Ausgangsposition: Sitzen

1. Nehmen Sie einen bequemen und aufrechten Sitz ein und schließen Sie die Augen. Beobachten Sie Ihre Atmung.
2. Legen Sie Ihre Handflächen vor der Brust aneinander. Lenken Sie Ihre Konzentration auf Ihren Herzraum und spüren Sie in ihn hinein. Lassen Sie den Einatem tief in diesen Raum hineinströmen und den Ausatem langsam wieder entweichen. Wiederholen Sie dies einige Atemzüge lang. Kehren Sie dann wieder zur normalen Atmung zurück.
3. Stellen Sie sich vor, dass von Ihrem Herzen ein Licht ausgeht, ein helles, warmes Licht. Zunächst ist es nur klein und begrenzt, dann beginnt es, sich immer weiter in alle Richtungen auszubreiten, von Ihrem Brustkorb über Ihren Körper hinaus, bis Sie vollständig von diesem Licht eingehüllt werden. Nehmen Sie die Wärme wahr, die Sie nun umgibt, und spüren Sie die bedingungslose Liebe, die Sie Ihrem Kind entgegenbringen.
4. Atmen Sie tief ein und tönen Sie ausatmend auf ein langes „Om“. Spüren Sie den Ton in Ihrem Herzraum, in Ihrem ganzen Körper, und stellen Sie sich vor, dass auch Ihr Baby von diesem Klang ganz umhüllt wird. Fahren Sie einige Minuten lang mit dem Tönen fort.
5. Tönen Sie allmählich immer leiser. Genießen Sie schließlich die Stille in Ihnen und um Sie herum und spüren Sie nach.

50 Entspannung im Liegen

Wirkungen

~ Entspannt die Muskulatur, regeneriert den gesamten Körper und schenkt dadurch neue Energie.

~ Senkt die Atemfrequenz und den Blutdruck.

~ Dient Körper und Geist zur Verankerung der während der Yogastunde empfangenen Informationen.

~ Wirkt beruhigend.

~ Trainiert die Fähigkeit, sich vollständig entspannen zu können, und kann dadurch die Geburt erleichtern.

Kontraindikationen

~ Keine.

Varianten

~ In der Entspannung ist es möglich, das Unterbewusstsein mit positiven Gedanken zu „füttern". Wiederholen Sie dazu während der betonten Ausatmung dreimal hintereinander Leitsätze, die Sie persönlich in Ihrer Schwangerschaft oder für die Geburt am besten bestärken, z. B.: „Mein Kind und ich wissen alles, was wir für die Geburt brauchen."

~ Um die Verbindung zu Ihrem Baby zu intensivieren, begeben Sie sich in Gedanken an einen Ort, der Ihnen etwas bedeutet und den Sie Ihrem Kind gern später einmal zeigen möchten, z. B. einen Ort aus Ihrer Kindheit oder Ihr liebstes Urlaubsziel. Erinnern Sie sich daran, wie es sich anfühlte, dort zu sein, wie es dort roch usw.

~ Hören Sie während der Übung ruhige, meditative Musik. Wählen Sie dazu ein Musikstück, das so lang ist, wie Sie sich entspannen möchten.

Hinweise

~ Die „Entspannung im Liegen" sollte am Ende jeder Ihrer Yogastunden praktiziert werden. Weitere Infos dazu finden Sie im Begleitbuch.

~ Ganz und gar loszulassen kann mehrere Stunden Schlaf ersetzen. Wenn Sie dies bereits in der Schwangerschaft üben, nützt es Ihnen während der ersten, oft schlafarmen Monate nach der Geburt.

50 Entspannung im Liegen

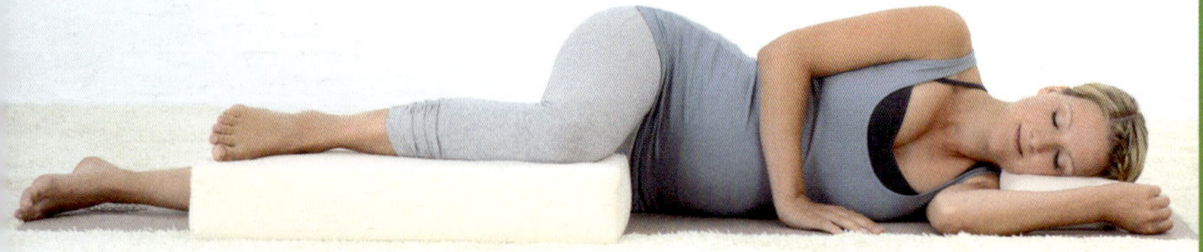

Ausgangsposition: Liegen

1. *Kommen Sie in der Seitlage in die Entspannungshaltung und schließen Sie die Augen.*
2. *Nehmen Sie wahr, wie sich Ihr Körper jetzt anfühlt. Spüren Sie, ob Sie im Vergleich mit dem Zustand vor dieser Yogastunde Veränderungen feststellen können, und benennen Sie diese kurz, ohne sie zu bewerten.*
3. *Beobachten Sie Ihre Atmung. Atmen Sie tief in den Bauch hinein zu Ihrem Baby hin. Stellen Sie sich vor, wie es sicher und geborgen in Ihnen ruht, und schicken Sie ihm einen liebevollen Gedanken oder ein Lächeln.*
4. *Atmen Sie bei den nächsten drei Atemzügen tief durch die Nase ein und lassen Sie den Ausatem durch den leicht geöffneten Mund betont lang wieder ausströmen. Lassen Sie bei jedem Mal mehr los und entspannen Sie bewusst jeden einzelnen Muskel Ihres Körpers.*
5. *Atmen Sie ruhig weiter und genießen Sie die Momente der Ruhe und der inneren Stille. Wenn Sie spüren, dass sich das Karussell Ihrer Gedanken melden möchte, nehmen Sie den Atem zu Hilfe, um es weiterziehen zu lassen.*
6. *Um aus der Entspannung herauszukommen, vertiefen Sie Ihre Atmung. Bewegen Sie sanft Ihre Finger und Zehen, dann Ihre Hände und Füße. Strecken und räkeln Sie sich je nach Bedarf. Öffnen Sie schließlich langsam wieder die Augen.*

45-Minuten-Programme:

Sanft und meditativ

	Dauer (in Minuten)	Kartenfarbe
1. Karte	3–5	grün
2. Karte	3	blau
3. Karte	2–3 (+1)	orange
4. Karte	2–3 (+1)	orange
5. Karte	2–3 (+1)	orange
6. Karte	2–3 (+1)	orange
7. Karte	2–3 (+1)	orange
8. Karte	2–3 (+1)	orange
9. Karte	2–3 (+1)	orange
10. Karte	2–3 (+1)	orange
11. Karte	3	blau oder grün
12. Karte	10	grün (Nr. 50)

Sanft

	Dauer (in Minuten)	Kartenfarbe
1. Karte	2–3 (evtl. +1)	grün, blau oder orange
2. Karte	2–3 (+1)	orange
3. Karte	2–3 (+1)	orange
4. Karte	2–3 (+1)	orange
5. Karte	2–3 (+1)	orange
6. Karte	2–3 (+1)	orange
7. Karte	2–3 (+1)	orange
8. Karte	2–3 (+1)	orange
9. Karte	2–3 (+1)	orange
10. Karte	2–3 (+1)	orange
11. Karte	3–5	blau oder grün
12. Karte	10	grün (Nr. 50)

Anspruchsvoll

	Dauer (in Minuten)	Kartenfarbe
1. Karte	2–3 (evtl. +1)	grün, blau oder orange
2. Karte	2–3 (+1)	orange
3. Karte	2–3 (+1)	orange
4. Karte	2–3 (+1)	rot
5. Karte	2–3 (+1)	rot
6. Karte	2–3 (+1)	orange
7. Karte	2–3 (+1)	rot
8. Karte	2–3 (+1)	rot
9. Karte	2–3 (+1)	orange
10. Karte	2–3 (+1)	orange
11. Karte	2–3 (evtl. +1)	grün, blau oder orange
12. Karte	10–15	grün (Nr. 50)

B Der Aufbau Ihrer Yogastunde

Folgendes sollten Sie grundsätzlich beachten:

- *Legen Sie vorab die Dauer Ihrer Yogastunde fest und planen Sie in jedem Fall genug Zeit für die Entspannung mit ein. Sie können die folgenden Programme selbstständig auf bis zu 90 Minuten ausdehnen.*
- *Gönnen Sie sich nach jeder Körperübung eine Nachspürphase (in den Tabellen mit „+1" bezeichnet).*
- *Verändern Sie nach zwei oder drei Übungen die Ausgangsposition, z. B. vom Vierfüßlerstand zum Sitzen.*
- *Üben Sie Körperübungen mit derselben Ausgangsposition stets in numerischer Reihenfolge.*
- *Praktizieren Sie regelmäßig die Übungen, die mit einem Sternchen versehen sind.*
- *Lassen Sie sich von Ihren eigenen Bedürfnissen leiten.*

25-Minuten-Programme:

Sanft und meditativ

	Dauer (in Minuten)	Kartenfarbe
1. Karte	3	grün oder blau
2. Karte	2–3 (+1)	orange
3. Karte	2–3 (+1)	orange
4. Karte	2–3 (+1)	orange
5. Karte	2–3 (+1)	orange
6. Karte	3	blau
7. Karte	8	grün (Nr. 50)

Sanft

	Dauer (in Minuten)	Kartenfarbe
1. Karte	2–3 (evtl. +1)	grün, blau oder orange
2. Karte	2–3 (+1)	orange
3. Karte	2–3 (+1)	orange
4. Karte	2–3 (+1)	orange
5. Karte	2–3 (+1)	orange
6. Karte	2–3 (+1)	orange
7. Karte	8	grün (Nr. 50)

Anspruchsvoll

	Dauer (in Minuten)	Kartenfarbe
1. Karte	2–3 (evtl. +1)	grün, blau oder orange
2. Karte	2–3 (+1)	orange
3. Karte	2–3 (+1)	rot
4. Karte	2–3 (+1)	rot
5. Karte	2–3 (+1)	rot
6. Karte	2–3 (+1)	orange
7. Karte	8	grün (Nr. 50)

Die 50 Übungskarten

Anspruchsvolle Körperübungen

Nummer	Übungsname	Ausgangsposition	Sternchenübung
30	Der Berg	Vierfüßlerstand	
31	Die sich verbeugende Katze	Vierfüßlerstand	
32	Die balancierende Katze	Vierfüßlerstand	
33	Die kraftvolle Welle	Vierfüßlerstand	
34	Der Sonnengruß	Stand	
35	Kriegervariationen	Stand	
36	Das Dreieck	Stand	
37	Der Stuhl	Stand	
38	Den Wehen begegnen	Stand (+ Wand)	

Atemübungen

Nummer	Übungsname	Ausgangsposition	Sternchenübung
39	Den Atem kennenlernen	Sitzen	
40	Die volle Yogaatmung	Sitzen	★
41	Der Geburtsatem	Sitzen	★
42	Die Nasenwechselatmung	Sitzen	★
43	Tönen	Sitzen	★
44	Der Bienenatem	Sitzen	

Meditation & Entspannung

Nummer	Übungsname	Ausgangsposition	Sternchenübung
45	Bei sich ankommen	Sitzen	★
46	Sich verwurzeln	Sitzen	
47	Meditation im Gehen	Stand	
48	Kraft schöpfen	Stand	
49	Herzmeditation	Sitzen	
50	Entspannung im Liegen	Liegen	★

A | Die 50 Übungskarten

Sanfte Körperübungen

Nummer	Übungsname	Ausgangsposition	Sternchenübung
1	Der Intuition folgen	Vierfüßlerstand	★
2	Die sanfte Welle	Vierfüßlerstand	★
3	Das Becken kreisen lassen	Vierfüßlerstand	★
4	Die Windmühle	Vierfüßlerstand	
5	Diagonale Dehnung	Vierfüßlerstand	
6	Die Beine schütteln	Vierfüßlerstand	
7	Der Halbmond	Vierfüßlerstand	
8	Den Morgen begrüßen	Vierfüßlerstand	
9	Die gedrehte Katze	Vierfüßlerstand	
10	Entspannte Schultern	Sitzen	
11	Der Kamelritt	Sitzen	
12	Den Beckenboden spüren	Sitzen	★
13	Die Venenpumpe	Sitzen	★
14	Der Drehsitz	Sitzen	
15	Der Winkel	Sitzen	
16	Der Schmetterling	Sitzen	★
17	Wahrnehmung des Standes	Stand	★
18	Die Seitbeuge	Stand	
19	Dynamische Grätsche	Stand	
20	Die Göttin	Stand	
21	Der Tänzer	Stand (+ Wand)	
22	Der Tisch	Stand (+ Wand)	
23	Der Baum	Stand	
24	Die Schultern dehnen	Stand	
25	Drehung im Stand	Stand	
26	Die Vorbeuge	Stand (+ Wand)	
27	Die tiefe Hocke	Stand	★
28	Die sich öffnende Muschel	Liegen	
29	Die Brücke	Liegen	